H.-W. KIRCHHOFF

PRAKTISCHE FUNKTIONSDIAGNOSTIK DES HERZENS UND KREISLAUFS

PRAKTISCHE FUNKTIONSDIAGNOSTIK DES HERZENS UND KREISLAUFS

von

HANS-WERNER KIRCHHOFF

Mit 39 Abbildungen und 16 Tabellen

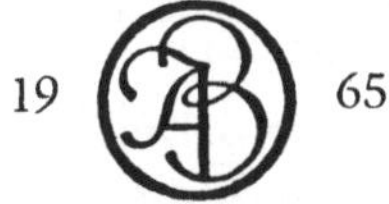

1965

Springer-Verlag Berlin Heidelberg GmbH

Der Verfasser
Dr. med. Hans-Werner Kirchhoff
*Facharzt für innere Medizin und Kinderkrankheiten
Kardiologe am Flugmedizinischen Institut
Fürstenfeldbruck/Obb.*

ISBN 978-3-540-79625-1   ISBN 978-3-662-30553-9 (eBook)
DOI 10.1007/978-3-662-30553-9

Inhalt

Einleitung

Aufgabe einer Funktionsdiagnostik des Kreislaufs ist die Gewinnung von Meßwerten und Unterlagen zur Beurteilung der Leistungsbreite, der Belastungsgrenzen sowie der möglichen Gefährdung einzelner Funktionskreise des Kreislaufs und seiner Organe. Man versucht, durch Funktionsprüfungen weiterhin einen Einblick in die vegetative Steuerung einzelner Funktionskreise zu erhalten, denn die Leistungsbreite der Organe ist nicht allein von ihrem morphologischen Zustand, sondern auch von einer geordneten Regulation abhängig. Ein Vergleich mehrerer in bestimmten Zeitabständen gewonnener Funktionsprüfungen ermöglicht Hinweise auf die Entwicklung von Erkrankungen, die Änderung der vegetativen Steuerung oder des Leistungsstandes des Organismus.

So können Rückschlüsse auf notwendige und geeignete therapeutische Maßnahmen gegeben sein.

Die Ansprüche, die an eine Funktionsdiagnostik gestellt werden, sind vielfältig; der Kliniker erwartet eine diagnostische Abklärung bzw. Bestätigung seines Untersuchungsbefundes, der Arbeitsmediziner möchte über die Belastbarkeit und Berufseignung seines Patienten Auskunft erhalten, der Rentengutachter verlangt eine objektive und gerechte Grundlage zur Einschätzung eines möglichen Invaliditätsgrades.

So ist es eine Notwendigkeit, in Klinik und Praxis, bei leistungs- und sportphysiologischen Untersuchungen, für die Begutachtung usw. eine Reihe wirklich brauchbarer und vor allem praktisch anwendbarer Untersuchungsverfahren und Funktionstests zur Verfügung zu haben.

Eine einfache, allen Bedürfnissen Rechnung tragende Funktionsprüfung gibt es nicht, sie kann und wird es nie geben. Man wird bei Verdacht auf eine koronare Minderdurchblutung ein anderes Untersuchungsverfahren anwenden müssen als beispielsweise bei einer Feststellung des Leistungsvermögens. Nur dann, wenn die einzelnen Untersuchungsmethoden gezielt angewendet werden, können ihre Ergebnisse auch brauchbar und verwertbar sein.

Für den Nichtfachmann ist es oft schwierig, ja unmöglich, zu entscheiden, welche Methode, welches Untersuchungsverfahren bei gegebener Fragestellung anzuwenden ist, welche Funktionsprüfungen den rein praktischen Bedürfnissen am besten gerecht werden. Noch entscheidender ist die Frage, wie eine Funktionsprüfung zu bewerten ist, welche Kriterien zur Beurteilung wichtig sind.

Hier liegt der Schwerpunkt der vorliegenden Darstellung. Sie soll mehr als eine reine Aufzählung einzelner Untersuchungsverfahren oder Tests umfassen, vielmehr soll die Bedeutung einer jeden Funktionsprüfung umrissen und die Kriterien besprochen werden, die zur Beurteilung herangezogen werden müssen. Wir haben daher die einzelnen Funktionsprüfungen in Gruppen eingeteilt, elektrokardiographische Untersuchungsmethoden werden in gleicher Weise behandelt wie Prüfungen zur Beurteilung der peripheren Kreislaufregulation bzw. der Leistungsbreite.

In erster Linie werden relativ einfache Methoden dargestellt, die ohne allzu großen apparativen Aufwand und ohne viel Hilfspersonal möglich sind. Hier ergibt sich schon eine gewisse Schwierigkeit, denn manche Untersuchungsverfahren, wie z. B. die Spiroergometrie, beanspruchen einen gewissen Standard. Dieser ist zur Abklärung bestimmter Fragestellungen nicht zu entbehren und muß daher auch in diesem Rahmen besprochen werden. Die meisten der angeführten Funktionsprüfungen haben sich im eigenen Laboratorium bewährt, einige wurden entsprechend entwickelt bzw. modifiziert. Einige Untersuchungsmethoden, bei denen größere praktische Erfahrung fehlt, wurden aufgeführt, weil sie brauchbar und anwendbar sind, und um möglichst viele Arten der Funktionsanalyse aufzuzeigen. Ihre Auswahl ist verständlicherweise subjektiv und erweiterungsfähig.

Verfahren, vor allem blutige Untersuchungsmethoden, wie Blutgasanalyse und Herzkatheterismus wurden nicht behandelt, da ihre Anwendung stets Spezialinstituten oder Kliniken vorbehalten bleiben muß. Untersuchungsmethoden, die in den letzten Jahren eine monographische Bearbeitung erfahren haben (Arterien-, Venenpulsschreibung, Phonokardiographie) blieben gleichfalls unberücksichtigt.

Jede Funktionsprüfung, jede Untersuchungsmethode darf keineswegs isoliert, sondern nur in Zusammenhang mit dem klinischen Befund, der Anamnese und dem Gesamteindruck gesehen werden. Wenn mancher Kliniker resigniert feststellt, daß die wichtigste und sicherste Funktionsprüfung das Leben selber sei, so muß betont werden, daß Anamnese und klinischer Befund stets einer Ergänzung und Sicherung durch objektive Untersuchungsverfahren bedürfen. In vielen Fällen reicht der klinische Gesamteindruck nicht aus, er muß entsprechend objektiviert und erweitert werden.

Hier eine Hilfe zu geben, die einzelnen Untersuchungsmethoden zu ordnen, ihre klinische Bedeutung zu umreißen, ihren Aussagewert und die Beurteilungskriterien aufzuzeigen, ist die Absicht des Buches.

I. KAPITEL

Die elektrokardiographische Funktionsdiagnostik

A. Die Bewertung des Ruhe-EKG

Die Elektrokardiographie bildet heutzutage die Grundlage der Diagnostik von Herz- und Kreislauferkrankungen. Aus dem Nachweis bestimmter Zeit- und Formveränderungen lassen sich Hinweise über die Erregungsausbreitung von Vorhof und Kammern, die Erregungsrückbildung, Störungen des Herzrhythmus usw. gewinnen. Vor allem für die Diagnose einer koronaren Minderdurchblutung, eines Herzinfarktes, einer Perikarditis, von Reizbildungs- und Reizleitungsstörungen ist die elektrokardiographische Diagnose unentbehrlich geworden.

Voraussetzung ist eine subtile EKG-Registriertechnik; eine Aufzeichnung der Ableitungen I, II und III, der aV-Ableitungen und der Brustwandableitungen V_{1-6} gehört heute zum Untersuchungsprogramm jedes Kreislauflabors.

Für die *Auswertung* des EKG gelten bestimmte Form- und Zeitkriterien. Erforderlich ist die Bestimmung der Frequenz, der PQ-Zeit, der Dauer der QRS-Gruppe sowie der QT-Zeit.

Als *Grenzwerte* gelten für die PQ-Zeit Werte von 0,12—0,20 Sekunden, für die QRS-Gruppe Werte bis 0,09—0,10 Sekunden, die QT-Zeit wird zur jeweiligen Herzfrequenz in Beziehung gesetzt. Diese Relation läßt sich an Hand bekannter Formeln (BAZETT-HEGGLIN, FRIDERICIA) bzw. Diagramme recht leicht aufsuchen.

Der *EKG-Typ* wird durch die Lage der elektrischen Herzachse bestimmt. Man versteht darunter das mittlere manifeste Potential im Herzen, das für die Formung der QRS-Gruppe verantwortlich ist. Da dieses Potential sowohl Richtung wie Größe hat, kann es als Vektor betrachtet werden.

Die Bestimmung des QRS- wie auch des T-Vektors ist gleichfalls mit einfachen Hilfsmitteln (z. B. Vektorpeiler nach WIRTH-SOLEDERER) zu konstruieren. Zur einfacheren Bestimmung empfiehlt sich eine Änderung des gebräuchlichen *Ableitungsprogrammes* in nachfolgender Art:

aVL, I, — aVR, II, aVF, III.

Durch Umpolung der Ableitung aVR in eine negative sind die einzelnen Vektoren im Kreisschema angeordnet; diese Anordnung vereinfacht wesentlich die Bestimmung des EKG-Typs und verbessert auch die Diagnostik von Änderungen der T-Zacke.

Für den EKG-Typ ist die Projektion dieses Vektors auf die Frontalebene maßgebend. Der Typ kann durch den Winkel α, d.h. jenen Winkel, den die elektrische Herzachse mit der Horizontalen bildet, ausgedrückt werden.

Folgende Typeneinteilung erscheint zweckmäßig: Der *Normaltyp* ist dadurch gekennzeichnet, daß die R-Zacke in der Ablt. II am größten ist; dementsprechend reicht der Normaltyp von $+ 60°$ bis $+ 30°$. Es folgt der *Linkstyp* von $+ 30°$ bis $- 30°$, dessen Kennzeichen es ist, daß die größte R-Zacke in Ablt. I erscheint. In diesem Bereich ist der Linkstyp von $0°$ bis $- 30°$, der eine tiefe S-Zacke in der Ablt. III hat, ein deutlicher Linkstyp. Der überdrehte oder »*extreme*« Linkstyp reicht von $- 30°$ bis $- 90°$; man erkennt ihn an der Negativität der R-Zacke in der Ablt. II und III, während die R-Zacke in Ablt. I positiv ist. Der *Rechtstyp* reicht von $+ 90°$ bis $- 150°$. Das Gemeinsame aller Kurven in diesem Bereich ist, daß die R-Zacke der Ablt. III die größte positive Zacke ist.

Man kann den Rechtstyp in einen Bereich von $+ 90°$ bis $+ 150°$ einteilen. Der Rechtstyp zwischen $+ 120°$ und $+ 150°$ ist dann ein *deutlicher* Rechtstyp und der von $+ 150°$ bis $- 150°$ ein *extremer* Rechtstyp (RI und RII sind negativ, während RIII positiv bleibt). Ein *überdrehter Rechtstyp* (von $- 150°$ bis $- 90°$) zeigt negative R-Zacken in allen drei Standardableitungen. Dieser Kreissektor liegt spiegelbildlich zu dem Sektor des Normaltyps (positive R-Zacken in allen drei Standardableitungen).

Die so gewählten Grenzen bieten den Vorzug, daß sie Bereiche abstecken, in denen bestimmte Krankheitsbilder den für sie charakteristischen EKG-Typ entwickeln.

Die große Bedeutung der Verwertung von Richtungsänderungen läßt sich bei einer *Verlaufsbeobachtung* feststellen; sie ist auch in der Lage, Aussagen über den jeweiligen Entwicklungsgang zu machen.

Neben der vektoriellen Bestimmung der Hauptausschlagrichtungen sollte auch die Bestimmung der örtlichen Negativitätsbewegung oder die *Ankunft des negativen Potentials* in den Brustwandableitungen routinemäßig erfolgen.

Die Zeit vom Beginn der QRS-Gruppe bis zur Spitze der R-Zacke nennt man »*die Ankunft des negativen Potentials*«, kurz auch ANP. Identisch sind die Bezeichnungen »Beginn der größten Negativitätsbewegung« und »oberer Umschlagspunkt«. Bei Aufspaltungen in der Spitze des R zählt die letzte Zacke. Die ANP hat für jede Ableitungsstelle der Brustwandableitung bestimmte Grenzwerte: In V_1 und V_2 ist ANP 0,01 bis 0,03

in V_4 und V_5 0,03 bis 0,05

normalerweise vergrößert sich ANP von V_1 bis V_6

V_6 minus V_1 beträgt durchschnittlich 0,02

die Differenz soll nicht kleiner als 0,01

und nicht größer als 0,03 sein.

Eine ANP in V₂ von mehr als 0,03 bedeutet eine Verspätung vorwiegend rechts, ANP in V₄ und V₅ von mehr als 0,05 eine Verspätung vorwiegend links. Von V₁ nach V₆ wird R zunächst größer und S kleiner. Der Wechsel der Zackengröße von R und S kann allmählich oder auch plötzlich erfolgen. Die Breite dieser *Übergangszone* ist von der Lage des Kammerseptums abhängig. In der Übergangszone kommen beim Gesunden Knotungen und Aufsplitterungen der QRS-Gruppe vor. Normalerweise liegt die Übergangszone bei V₃ bis V₄. Durch Herzdrehung kann sie nach links oder nach rechts verlagert sein. Die Festlegung der ANP ist eine große Hilfe für den Nachweis der Überlastung einzelner Herzabschnitte.

Eine *Überlastung* des Herzens bzw. einzelner Herzabschnitte läuft im einzelnen in zwei Phasen ab. Zunächst versucht sich der betroffene Herzmuskel

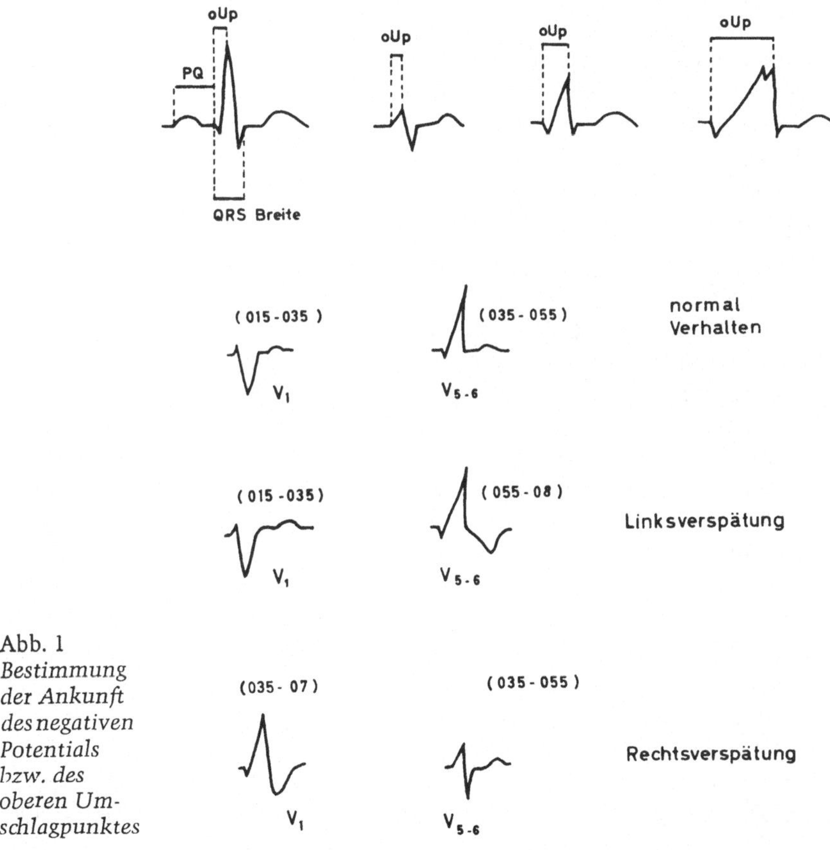

Abb. 1
Bestimmung der Ankunft des negativen Potentials bzw. des oberen Umschlagpunktes

durch Dilatation der Überlastung funktionell anzupassen, erst in einer weiteren stabilen Phase der anatomischen Anpassung hypertrophiert der betroffene Herzabschnitt.

Wenn im weiteren Verlauf der Herzmuskel anatomisch krank wird, wird die Funktion des Herzmuskels unzureichend, es entwickelt sich eine *myogene Dilatation* mit erhöhtem Restvolumen (Kontraktionsinsuffizienz des Herzens). Dadurch entwickelt sich das klinische Bild der Herzinsuffizienz mit Rückstauung des Blutes im großen oder kleinen Kreislauf, je nachdem, ob die linke oder die rechte Herzkammer insuffizient geworden ist.

Es ist eine wichtige Aufgabe der elektrokardiographischen Frühdiagnostik, die Mehrarbeit einzelner Herzabschnitte schon im Entwicklungsstadium nachzuweisen.

Folgende EKG-Kriterien können nach J. SCHMIDT für den Nachweis einer *Hypertrophie* herangezogen werden bzw. entwickeln sie sich in den einzelnen Stadien:

1. Größenzunahme der Zacken der Erregungsausbreitung,
2. Verbreiterung der Zone großer R-Zacken,
3. Drehung des Summationsvektors von QRS in der Frontal- und Horizontalebene,
4. Verlängerung der QR-Dauer,
5. Änderung der Erregungsrückbildung.

Das erste elektrokardiographische Kennzeichen einer Hypertrophie ist die Zunahme der Amplitude jener Zacken, die zu der Erregungsausbreitung gehören. Es kommt zu einer »*Hochspannung*« von QRS, ohne daß die Dauer der Erregungsausbreitung wesentlich verlängert ist. Die Hypertrophie einer bestimmten Herzwand erzeugt eine Vergrößerung der zugehörigen R-Zacken. Je stärker die Hypertrophie, um so größer ist nicht nur die Amplitude, sondern auch der Ausdehnungsbereich prominenter R-Zacken in den üblichen präkordialen Ableitungen. Die Zone großer R-Zacken dehnt sich bei einer Linkshypertrophie stärker nach rechts aus. Auch der Lagetyp ändert sich. Das EKG wird stärker linkstypischer. Die Übergangszone wird nach links verlagert. Für die *Volumenhypertrophie* der linken Kammer beträgt der Lagetyp etwa $+ 30^0$. Eine stärkere Achsenabweichung ist daher im allgemeinen ein guter Hinweis auf eine komplizierende Druckerhöhung in der betreffenden Kammer. Obwohl bei der Hypertrophie QRS nicht wesentlich verbreitert ist, läßt sich doch eine mehr oder minder starke Verlängerung der QR-Dauer nachweisen. Der muskelstärkere Ventrikel hat die längere QR-Zeit. Die Differenz von QR in Ableitung V_6 und V_1 hat im 15. Lebensjahr 0,02 Sekunden erreicht. Werte, die über 0,03 Sekunden hinausgehen, sprechen für eine Linkshypertrophie. Die

Widerstandshypertrophie, wie sie sich bei der Hypertrophie entwickeln kann, führt mit der Zeit zu einer Abflachung und schließlich auch zu einer Senkung von T unter die Nullinie. Mit zunehmender Widerstandshypertrophie flacht sich die T-Zacke in den Ableitungen mit einer großen R-Zacke ab und wird schließlich negativ. ST ist dann gesenkt und nach oben konvex geformt.

Die Form der ST-Strecke und der T-Zacke ist elektrokardiographisch bedeutungsvoll. Aus Formänderungen sind Hinweise auf die verschiedenen Stadien des Herzinfarktes und der Perikarditis zu ziehen.

Schwierig ist der Befund einer ST-Senkung, einer T-Abflachung oder gar T-Negativität. Während ein derartiger Nachweis früher immer als pathologisch angesehen wurde, fordert man heute bestimmte Kriterien, um beispielsweise eine Koronarinsuffizienz zu diagnostizieren.

Man verlangt, daß die ST-Strecke unter das Niveau des Endes der PQ-Strecke gesenkt und nach unten gerichtet ist oder in der Horizontalen waagerecht bzw. gestreckt verläuft.

Der alleinigen Formänderung der T-Zacke kommt keine Beweiskraft zu. Bei allen unklaren Störungen der Erregungsrückbildung sind *Belastungsuntersuchungen* durch körperliche Arbeit oder durch Sauerstoffmangel zu fordern (siehe Kapitel I B, Seite 18).

Reizleitungs- und Reizbildungsstörungen

Rückschlüsse auf Kreislauffrühschäden können aus dem Nachweis von Rhythmusstörungen gezogen werden.

Den vom *Sinusknoten* ausgehenden Veränderungen, der Sinusbradykardie, Sinustachykardie, Sinusextrasystolen, dem sinoaurikulären Block kommt im allgemeinen keine wesentliche Bedeutung zu. Gewiß können diese Veränderungen durch eine organische Schädigung des Herzens, die es auszuschließen gilt, bedingt sein. Doch können sie häufig auch ohne sonstige klinische Befunde nachgewiesen werden. Insbesondere ist an eine vermehrte vegetative Ansprechbarkeit, die durch entsprechende Testmethoden ausgelöst werden kann, zu denken. Anders ist dagegen die Bewertung von *Vorhofextrasystolen* bzw. den vom Vorhof ausgehenden Rhythmusstörungen. Nach der lehrbuchmäßigen Auffassung müssen Vorhofextrasystolen stets als Anzeichen für ein verändertes Myokard angesehen werden, einige Autoren halten sie für bedeutungsvoller als Kammerextrasystolen.

Sucht man jedoch in einer gesunden Population an Vorhofextrasystolen, die ohne Nachweis einer zugrunde liegenden oder begleitenden Herzkrankheit vorkommen können, so stellt man häufig fest, daß Extrasystolen auftreten, ohne daß sonst ein pathologischer Kreislaufbefund erhoben werden könnte. So wurde eine supraventrikuläre Extrasystolie — AV-Extrasystolen spielen zahlenmäßig eine untergeordnete Rolle — in 0,5% eines Untersuchungsgutes von ca. 70 000 Versuchspersonen im Rahmen einer Routineuntersuchung nachgewiesen. Dabei fanden die gleichen Autoren von 329 Beobachtungen einer Vorhofextrasystolie allein 178 Extrasystolen bei Versuchspersonen im Alter von 20 bis 24 Jahren. Auch im eigenen Beobachtungsgut sticht eine sichtbare Häufung an Vorhofextrasystolen bei jugendlichen, sonst herzgesunden Personen hervor.

Diese Befunde scheinen darauf hinzudeuten, daß eine Vorhofextrasystolie nicht immer ein Anzeichen für ein myokardgeschädigtes Herz ist, sondern auch bei funktionellen Veränderungen nachweisbar sein kann.

Eine Abklärung durch *Provokationsverfahren* (s. S. 39) ist notwendig und sollte stets vorgenommen werden, da gerade durch den Karotisdruckversuch, Kipptischversuch usw. zusätzliche Aussagen möglich sind.

Auch der Nachweis eines *Vorhofrhythmus* gelingt häufig bei vegetativ labilen Menschen. Zumeist handelt es sich um einen passiven Vorhofrhythmus, charakterisiert durch eine längere Pause nach Aussetzen des Sinusrhythmus sowie einer Frequenzverlangsamung. Ob ein aktiver Vorhofrhythmus bedeutungsvoller ist, kann nicht sicher entschieden werden.

Extrasystolen vom sog. oberen, mittleren und unteren Knotenrhythmus müssen in gleicher Weise wie Vorhofextrasystolen bewertet werden.

Dem Nachweis eines *Knotenrhythmus* kann dagegen pathologische Bedeutung zukommen. Amerikanische Autoren fanden einen Knotenrhythmus in Zusammenhang mit Anfällen von Bewußtlosigkeit bzw. bei bradykardem Kollaps.

Ventrikuläre Extrasystolen, die isoliert im elektrokardiographischen Kurvenbild auftreten, hat man lange Zeit nicht gravierend gewertet, häufig wird ihr Auftreten als »Unfug des Herzens« bezeichnet. Diese Auffassung kann nicht allgemein geteilt werden. Untersucht man z. B. das Auftreten von ventrikulären Extrasystolen in einer gesunden Bevölkerungsgruppe, findet man ein häufigeres Vorkommen nach dem 35. Lebensjahr. Das bedeutet, daß ihr Nachweis durchaus Zeichen einer beginnenden Altersschädigung sein kann und den Einsatz von Zusatzuntersuchungen rechtfertigt.

Das gleichzeitige Vorkommen von supraventrikulären und ventrikulären Extrasystolen bzw. von polytopen Extrasystolen ist natürlich bedeutungsvoll und stets Zeichen einer Veränderung des Myokards. Es können sich aus ihnen Tachykardien und schwerwiegende Rhythmusstörungen entwickeln.

Der *AV-Block* wird elektrokardiographisch in einen AV-Block I. Grades (PQ-Verlängerung über 0,20 Sekunden), AV-Block II. Grades (wechselnde Blockierung) und einen totalen AV-Block = III. Grades eingeteilt. Während der AV-Block II. und III. immer durch eine organische Erkrankung des Herzens bedingt ist, kann ein AV-Block I. Grades durch mehrere Faktoren hervorgerufen werden. Häufig führen funktionelle Einflüsse zu einer Verlängerung der PQ-Zeit, andererseits kann eine rheumatische Myokarditis zu einem gleichen Befund führen. Die Bewertung kann dann schwierig sein, wird in jedem Fall aber den Einsatz von Zusatzuntersuchungen rechtfertigen.

Das gleiche gilt für den Nachweis einer AV-Dissoziation, eines wandernden Schrittmachers, Befunde, die durchaus ohne Nachweis einer begleitenden Herzkrankheit im Rahmen einer EKG-Untersuchung zu erheben sind.

Bewußt wurde in diesem Kapitel auf beginnende *EKG-Veränderungen* eingegangen, die häufig als *Kreislauffrühschäden* anzusehen sind und eine weitere EKG-Exploration oder Kreislaufdiagnostik erfordern. Nur bei gezielten Fragestellungen kann eine Zusatzuntersuchung von Vorteil sein.

Man kann von einer Methode nur dann richtige Ergebnisse erwarten, wenn man sie für bestimmte Fragestellungen anwendet und sich über ihre Aussagemöglichkeiten im klaren ist. So ist es abwegig, ja direkt fahrlässig, ein Belastungs-EKG bei einer im Ruhe-EKG nachweisbaren Linksverspätung oder bei einem Linksschenkelblock anzuwenden; ein elektrokardiographischer Nachweis eines Herzinfarktes stellt ebenfalls eine Kontraindikation zur Vornahme eines Belastungs-EKG dar.

Das *Hauptanwendungsgebiet* der Belastungs-Elektrokardiographie ist der Verdacht einer Durchblutungsnot des Herzens, klinische Angaben von Herzschmerzen, Mißempfindungen, Stiche etc. sowie der Ausfall eines normalen oder unklaren Ruhe-Elektrokardiogrammes. Jeder unklare Befund der ST-Strecke und T-Zacke sollte durch eine Belastungsprüfung weitere Abklärung finden.

Eine weitere Indikation sind unklare Reizleitungs- und -bildungsstörungen, die genannten Formen von Extrasystolie, der AV-Block I. Grades sowie der Befund einer PQ-Verkürzung. Hier gilt es, ein WPW-Syndrom auszuschließen, das häufig durch einen Belastungsversuch provoziert werden oder aber in eine paroxysmale Form übergehen kann. Immer aber muß der elektrokardiographische Befund zum klinischen Untersuchungsstatus sowie zum Ausfall weiterer Funktionsprüfungen in Beziehung gesetzt werden, um verwertbare Schlüsse und Folgerungen aus seinem Nachweis ziehen zu können.

Literatur

Lamb, L. E.: International Symposium on Cardiology in Aviation. Brooks AFB: School of Aviation Medicine 1959
Kirchhoff, H. W.: Die Bedeutung der Elektrokardiographie für die Luftfahrtmedizin. Hellige Mitt. f. d. Med. 3 (1963) Nr. 5, S. 3—15
Klepzig, H.; Reindell, H.: Die Ausmessung des Elektrokardiogramms und deren klinische Bedeutung. Kreislaufmessungen, Vorträge des ersten Freiburger Colloquiums

über Kreislaufmessungen vom 7.–9. 3. 1958, Hrsg.: A. Weber u. K.-J. Blumberger, München-Gräfelfing, 1958
Schmidt, J.: Hämodynamik und Elektrokardiogramm unter besonderer Berücksichtigung der angeborenen Herzfehler. München, 1961
Schmidt, J.: Die Hypertrophie im Elektrokardiogramm. Tl. I u. II. Zschr. Kreisl.-Forsch. 52 (1963) Nr. 6 u. 7, S. 623–639 u. S. 721–738
Schmidt-Voigt, J.: Untersuchungsmethoden des Herzens. I. Diagnostische Hilfen durch das Elektrokardiogramm. Praxis der Herz- und Kreislauferkrankungen. München, 1964
Wirth-Solereder, R.: Der Vektor-Peiler nach Wirth-Solereder. Internistische Praxis 1 (1961), S. 301–304

B. Das EKG nach Belastung (Master-Steptest)

Körperliche Belastung erhöht die Herzarbeit und führt bei einem gesunden leistungsfähigen Koronarsystem zu einer Steigerung und Vermehrung des Koronardurchflusses. Bei einem Menschen mit intaktem Koronarsystem sind nach körperlicher Belastung im Elektrokardiogramm im allgemeinen nur geringe Form- und Zeitabweichungen erkennbar. Bei geschädigtem Koronarsystem ist eine Steigerung des Koronardurchflusses nicht möglich, es entwikkeln sich dann bestimmte Form- und Zeitveränderungen, die vor allem die ST-Strecke und T-Zacke betreffen. Wie aber soll eine Belastungsprüfung zweckmäßigerweise durchgeführt werden? Die Meinungen hierüber sind recht unterschiedlich.

Früher gebräuchliche Belastungsformen, wie Kniebeugen und Treppensteigen, haben den Nachteil, daß die Belastungsintensität als solche nicht einheitlich ist. Ein Proband führt z. B. 12 Kniebeugen in einem anderen Rhythmus durch als ein anderer. Von einem Arbeitstest sollte jedoch eine gewisse Reproduzierbarkeit und *Standardisierung* gefordert werden, um Vergleiche beim Individuum und bei verschiedenen Personengruppen durchführen zu können. Der *Master-Steptest* erfüllt z. Z. von allen gebräuchlichen Belastungsprüfungen diese Voraussetzungen am besten; Geschlecht, Lebensalter und Körpergewicht sind Faktoren, die Berücksichtigung finden. Durch diese Standardisierung sind jederzeit Vergleiche möglich. Außerdem ist die Treffsicherheit des Master-Tests relativ hoch. Mit seiner Hilfe können im Einzelfall Aussagen über die weitere prognostische Entwicklung gemacht werden.

Physiologische Grundlagen

Der Mastersche Belastungstest wird als $1^{1}/_{2}$ (einfacher) und 3minütiger (doppelter Arbeitstest angewandt. Der Proband hat in diesen Zeiteinheiten eine Treppe zu übersteigen, wobei sich das Tempo des Übersteigens nach bestimmten Faktoren richtet, die von MASTER empirisch ermittelt wurden.

444 gesunde Versuchspersonen wurden an der Cornell-Klinik in New York einer
Belastungsprüfung an einer Stufentreppe unterzogen, die in ihren Ausmaßen so
konstruiert war, daß 2 Min. nach Ende der Belastung die Werte der Pulsfrequenz
und des Blutdruckes den Ruhewerten entsprachen. Die Belastungsgröße wurde mit
Absicht so gewählt, daß sie von einem gesunden Menschen eine gewisse Leistung
fordert, andererseits aber ohne Schwierigkeiten bewältigt werden kann. Bestimmungen des Sauerstoffverbrauchs und Schlagvolumens ergaben, daß ein dreiminütiges
Übersteigen der Stufentreppe den Sauerstoffverbrauch um das Siebenfache steigert,
während das Schlagvolumen eine 100%ige Steigerung erfährt.

Die Gesamtgröße der physikalisch geleisteten Arbeit läßt sich relativ einfach
ermitteln. So leisten männliche Probanden je nach Alter und Körpergewicht
beim Doppel-Master-Test eine physikalische Arbeit von etwa 1500 bis 2500
mkg, während bei Kniebeugenbelastung nur eine Arbeitsbelastung von etwa
600 bis 1000 mkg verrichtet werden kann.
Nach Untersuchungen von MASTER kann die Körpergröße bei der Aufstellung von Tabellen unberücksichtigt bleiben; sie hat keinen Einfluß auf das
Ergebnis der Belastungsprüfung.

Methodik

Der apparative Aufwand zur Durchführung des Master-Belastungstests ist
relativ gering, so daß seine Anwendung auch in der klinischen Praxis möglich
ist. Nach den Angaben MASTERS benötigt man eine Treppe (s. Abb. 2), eine
Tabelle zur Ermittlung der Schrittgeschwindigkeit auf Grund des Körpergewichtes, des Lebensalters und Geschlechts und ein Metronom zur Festlegung
der Schrittgeschwindigkeit. Die Maße der Mastertreppe gehen aus Abb. 2
hervor. Das Schritt- und Übersteigungstempo ist aus einer Tabelle zu entnehmen, die KNEBEL für deutsche Verhältnisse modifiziert hat. In ihr ist sowohl
die Zahl der Übersteigungen als auch das Schrittempo nach Metronom angegeben (s. Tab. 1). Jede Übersteigung erfordert einschl. Wenden 6 Taktteile;
es ist darauf zu achten, daß die Metronomzahl eingehalten wird. Das in manchen Fällen lästige Drehmoment, besonders für ältere Personen, war für uns

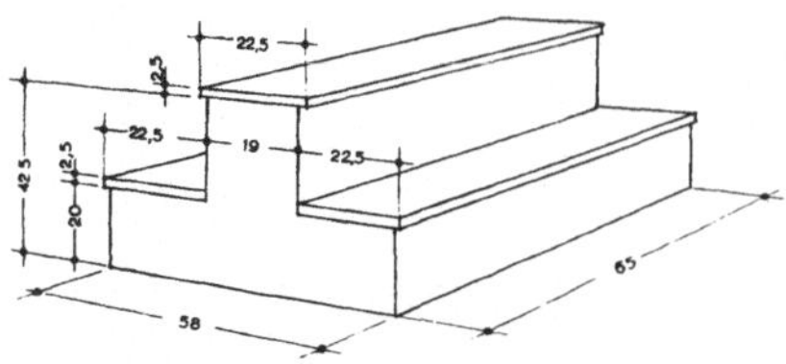

Abb. 2 *Skizze der Mastertreppe*

Tabelle 1a Zahl der Übersteigungen und Metronomenstellung beim Belastungstest nach MASTER, modifiziert von KNEBEL

MÄNNER

Alter:	5-9	10-14	15-19	20-24	25-29	30-34	35-39	40-44	45-49	50-54	55-59	60-64	65-69
18 bis 22 kg	35 140	36 144											
23 bis 27 kg	33 132	35 140	32 128										
28 bis 31 kg	31 124	33 132	31 124										
32 bis 36 kg	28 112	32 128	30 120										
37 bis 40 kg	26 104	30 120	29 116	29 116	29 116	28 112	27 108	27 108	26 104	25 100	25 100	24 96	23 92
41 bis 45 kg	24 96	29 116	28 112	28 112	28 112	27 108	27 108	26 104	25 100	25 100	24 96	23 92	22 88
46 bis 49 kg	22 88	27 108	27 108	28 112	28 112	27 108	26 104	25 100	25 100	24 96	23 92	22 88	22 88
50 bis 54 kg	20 80	26 104	26 104	27 108	27 108	26 104	25 100	25 100	24 96	23 92	23 92	22 88	21 84
55 bis 58 kg	18 72	24 96	25 100	26 104	27 108	26 104	24 96	24 96	23 92	23 92	22 88	21 84	20 80

59 bis 63 kg	16	23	24	25	26	25	24	23	23	22	21	20	20
	64	92	96	100	104	100	96	92	92	88	84	80	80
64 bis 67 kg		21	23	24	25	24	24	23	22	21	20	20	19
		84	92	96	100	96	96	92	88	84	80	80	76
68 bis 72 kg		20	22	24	25	24	23	22	21	20	20	19	18
		80	88	96	100	96	92	88	84	80	80	76	72
73 bis 76 kg		18	21	23	24	23	22	22	21	20	19	18	18
		72	84	92	96	92	88	88	84	80	76	72	72
77 bis 81 kg			20	22	23	23	22	21	20	19	18	18	17
			80	88	92	92	88	84	80	76	72	72	68
82 bis 86 kg			19	21	23	22	21	20	19	19	18	17	16
			76	84	92	88	84	80	76	76	72	68	64
87 bis 90 kg			18	20	22	21	21	20	19	18	17	16	15
			72	80	88	84	84	80	76	72	68	64	60
9i bis 95 kg				19	21	21	20	19	18	17	16	16	15
				76	84	84	80	76	72	68	64	64	60
96 bis 99 kg				18	21	20	19	18	17	17	16	15	14
				72	84	80	76	72	68	68	64	60	56
100 bis 104 kg				17	20	20	19	18	17	16	15	14	13
				68	80	80	76	72	68	64	60	56	52

Tabelle 1b Zahl der Übersteigungen und Metronomenstellung beim Belastungstest nach MASTER, modifiziert von KNEBEL.

FRAUEN

Alter:	5-9	10-14	15-19	20-24	25-29	30-34	35-39	40-44	45-49	50-54	55-59	60-64	65-69
18 bis 22 kg	35	35	33										
	140	140	132										
23 bis 27 kg	33	33	32										
	132	132	128										
28 bis 31 kg	31	32	30										
	124	128	120										
32 bis 36 kg	28	30	29										
	112	120	116										
37 bis 40 kg	26	28	28	28	28	27	26	24	23	22	21	21	20
	104	112	112	112	112	108	104	96	92	88	84	84	80
41 bis 45 kg	24	27	26	27	26	25	24	23	22	22	21	20	19
	96	108	104	108	104	100	96	92	88	88	84	80	76
46 bis 49 kg	22	25	25	26	26	25	24	23	22	21	20	19	18
	88	100	100	104	104	100	96	92	88	84	80	76	72
50 bis 54 kg	20	23	23	25	25	24	23	22	21	20	19	18	17
	80	92	92	100	100	96	92	88	84	80	76	72	68
55 bis 58 kg	18	22	22	24	24	23	22	21	20	19	19	18	17
	72	88	88	96	96	92	88	84	80	76	76	72	68
59 bis 63 kg	16	20	20	23	23	22	21	20	19	19	18	17	16
	62	80	80	92	92	88	84	80	76	76	72	68	64

64 bis 67 kg	18/72	19/76	22/88	22/88	21/84	20/80	19/76	19/76	18/72	17/68	16/64	16/64
68 bis 72 kg	17/68	17/68	21/84	20/80	20/80	19/76	19/76	18/72	17/68	16/64	16/64	15/60
73 bis 76 kg	15/60	16/64	20/80	19/76	19/76	18/72	18/72	17/68	16/64	16/64	15/60	14/56
77 bis 81 kg	13/52	14/56	19/76	18/72	18/72	17/68	17/68	16/64	16/64	15/60	14/56	13/52
82 bis 86 kg		13/52	18/72	17/68	17/68	17/68	16/64	16/64	15/60	14/56	14/56	13/52
87 bis 90 kg		12/48	17/68	16/64	16/64	16/64	15/60	15/60	14/56	13/52	13/52	12/48
91 bis 95 kg			16/64	15/60	15/60	15/60	14/56	14/56	13/52	13/52	12/48	11/44
96 bis 99 kg			15/60	14/56	14/56	14/56	13/52	13/52	13/52	12/48	11/44	11/44
100 bis 104 kg			14/56	13/52	13/52	13/52	13/52	12/48	12/48	11/44	11/44	10/40

Anmerkung: Die obere Zahl in jeder Querspalte gibt die Anzahl der Überstiege innerhalb 90 Sekunden an, die untere Zahl die Einstellung an der Metronomskala

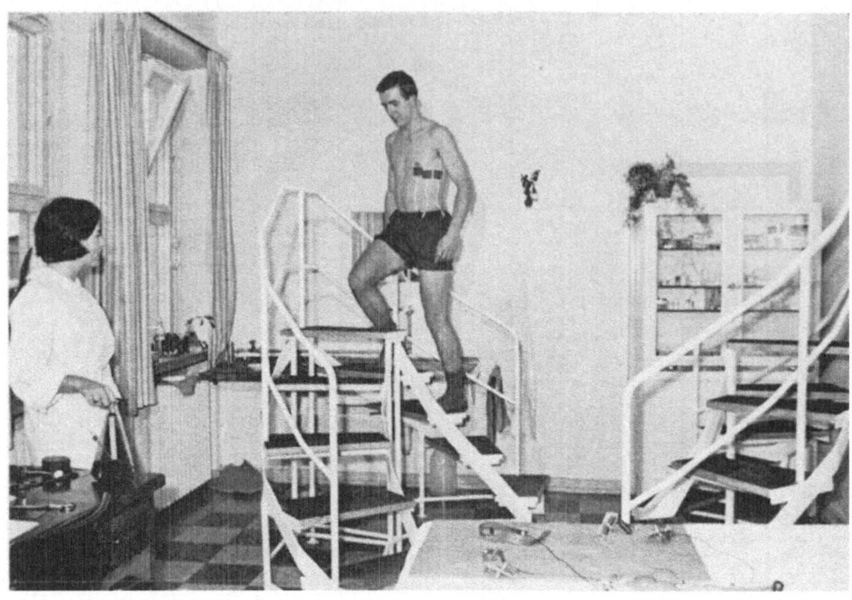

Abb. 3 *Modifizierte Mastertreppe als Rundtreppe zur Belastungsuntersuchung*

der Anlaß, eine Rundtreppe in gleicher Stufenhöhe zu konstruieren. Vor Beginn einer Belastungsprüfung muß eine vollständige EKG-Exploration erfolgen, wobei neben den Extremitätenableitungen I, II und III, den Ableitungen aVR, aVF, aVL, die Brustwandableitungen V_1-V_6 registriert werden sollten. Bei der Belastungsuntersuchung kann man sich auf die Ableitungen I, II, III sowie V_4-V_6 beschränken. Es empfiehlt sich die Anwendung von *Klebeelektroden*, damit sofort nach Belastungsende die entsprechenden Registrierungen vorgenommen werden können. Das Elektrokardiogramm sollte sofort nach Belastungsende, und zwar nach 2, 4 und 6 Minuten, registriert werden. Diese Normierung ist ebenfalls wichtig, da nur so eine gewisse Standardisierung des Belastungselektrokardiogramms möglich ist. Auf eine Registrierung 6 Minuten nach Belastungsende kann dann verzichtet werden, wenn die früheren Registrierungen keine Auffälligkeiten erbrachten.

Einwände

Für Probanden, die an eine körperliche Belastung gewöhnt sind, stellt der Master-Test selbst in Form des Two-Steptests eine oft nicht ausreichende

Belastungsform dar, da die Koronarreserve nicht voll in Anspruch genommen wird. Weiter wird beanstandet, daß das Ausmaß der Belastung durch mehr oder weniger vollständiges Durchdrücken der Kniegelenke beim Übersteigen der oberen Treppenstufe in gewissem Maße beeinflußt werden kann. Diesem Einwand kann durch sorgfältige Beobachtung bei dem Arbeitstest Rechnung getragen werden. Viele Autoren betonen überhaupt, daß das individuelle Leistungsvermögen berücksichtigt werden müsse, da dieses bei einem Büroangestellten anders zu bewerten sei als bei einem Handwerker. So berechtigt dieser Einwand auch sein mag, so schwer ist es andererseits, diesen Faktor in einem relativ einfachen Arbeitstest zu berücksichtigen.

Vorbedingungen

Der zu belastende Patient soll sich in ausgeruhtem Körperzustand befinden. Die vorherige Einnahme von Kaffee und Medikamenten (insbesondere Digitalis) sowie das Rauchen muß unterbleiben. Auch darf der Test nicht durchgeführt werden, wenn der Patient über irgendwelche Krankheitssymptome klagt oder sonstige Beschwerden äußert. Grundbedingung ist ein normales Ruheelektrokardiogramm. Der Proband muß darüber unterrichtet werden, daß er die Belastungsprüfung sofort abbrechen soll, sobald er irgendwelche Schmerzen oder ein Gefühl der Unbehaglichkeit verspürt. Werden diese Kautelen eingehalten, können praktisch keine Zwischenfälle auftreten. Bei den bisher bekannten Zwischenfällen handelte es sich um Belastungsversuche nach kurz zurückliegendem Herzinfarkt bzw. bei schweren Koronarinsuffizienzen.

Die Belastung darf also immer nur nach Kenntnis des klinischen Bildes vorgenommen werden. Bei Verdacht auf eine Minderdurchblutung des Herzens sollte zunächst ein einfacher Master-Test ($1^1/_2$ Minuten) genügen. Bei negativem Ausfall bzw. wenn nur geringe elektrokardiographische Hinweise bestehen, kann ein sog. Doppel-Master-Test (Dauer 3 Minuten) angeschlossen werden.

Beurteilungskriterien

Das entscheidende *Kriterium* für die Beurteilung eines *positiven Ausfalls* des Master-Tests ist der *Nachweis einer ST-Senkung* in den Extremitätenableitungen bzw. Brustwandableitungen. Ursprünglich wurde jede ST-Senkung, die mehr als 0,05 mV betrug, als pathologisch bezeichnet. In neuerer Zeit wird jedoch die *Form* der ST-Senkung für entscheidender als ihr Ausmaß angesehen, und zwar wird die *horizontale, muldenförmige* oder *deszendierende Form* der ST-Senkung als sog. *ischämischer* Typ und krankhaft bewertet. Für die Beurteilung ist weiterhin die Zeitdauer einer derartigen ST-Senkung nach *Belastungsende* wichtig. Ein pathologischer Ausfall kann nur dann angenommen werden, wenn die ST-Senkung 2 bzw. 4 Min. nach Belastungsende nachweisbar ist. Eine Senkung von ST sofort nach Belastung, die sich bei weiteren Kontrollen wieder ausgleicht, kann nur als flüchtige Störung der Erregungsrückbildung gewertet werden. Beim Nachweis eines derartigen ST-Segmentes sind vorzugsweise die Brustwandableitungen zur Beurteilung heranzuziehen; eine Minderdurchblutung des linken Ventrikels kommt vor allem in einer ST-Senkung in V_4–V_6 zum Ausdruck.

Die pathologisch zu wertenden Formen des ST-Segmentes sind in Abb. 4

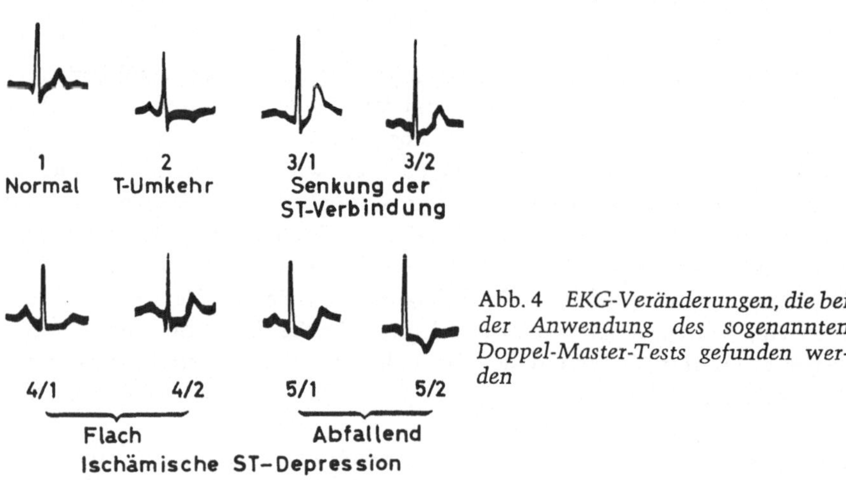

Abb. 4 *EKG-Veränderungen, die bei der Anwendung des sogenannten Doppel-Master-Tests gefunden werden*

dargestellt; auf den Arbeiten von WOOD und ASHMANN fußend, haben ROBB, MARCS und MAITINGLY davon abgrenzend eine andere Form des ST-Verlaufes beschrieben. Diese besteht in einer Senkung von »J«, d. h. der Verbindung zwischen dem Ende des QRS-Komplexes und dem Beginn des ST-Segmentes. Über die Bedeutung und Wertigkeit dieser sog. »junction depression« besteht noch keine absolute Übereinstimmung; eine Reihe von Autoren werten sie in jedem Falle als verdächtig bzw. als Ausdruck einer Regulationsstörung. LEPESCHKIN und SURAWICZ haben eine Methode, die eine quantitative Erfassung der ST-Depression in Abhängigkeit von der Herzfrequenz zuläßt, angegeben. Der Punkt, bei dem das gesenkte ST-Stück wieder zur isoelektrischen Linie zurückkehrt, wird mit X bezeichnet. Das QX-Intervall, d. h. die Zeit vom Beginn der Kammererregung bis zur Rückkehr der ST-Strecke zur isoelektrischen Linie, wird der QT-Dauer gegenübergestellt.

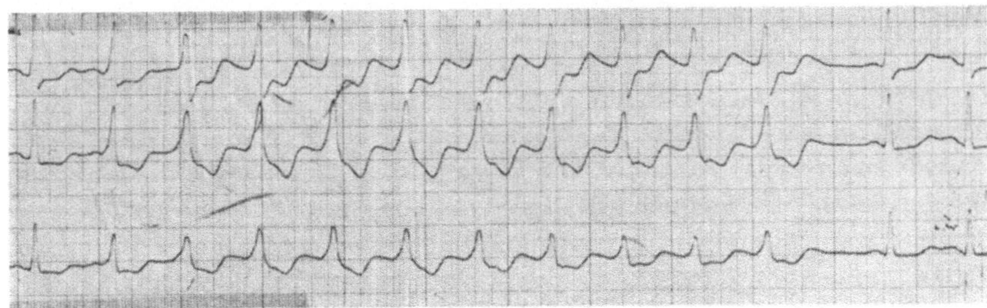

Abb. 5 *Pathologischer Master-Test, ischämische Reaktion, intermittierender Schenkelblock (sofort nach Belastung)*

Im sog. Normalfall ist das Verhältnis von QX zur QT-Zeit etwa 50:50. Bei Patienten mit nachgewiesener Minderdurchblutung des Herzens ist diese Relation zugunsten von QX verändert; es besteht eine zeitliche Verlängerung von QX.
MASTER ist der Ansicht, daß Veränderungen des QT-Intervalls, wenn sie nach Herzfrequenz und evtl. nach Geschlecht korrigiert werden, ebenfalls einen wichtigen Hinweis für *ischämische Reaktionen* darstellen. Insbesondere ist das korrigierte QT-Intervall bei Patienten mit Koronarerkrankungen 2 Minuten nach dem Arbeitsversuch signifikant verlängert, während es bei Normalpersonen entweder gleichbleibt oder sogar kürzer wird.
Eine verlängerte QT-Dauer kann somit Störungen der Herzdynamik anzeigen.

Schwierig ist nur die Frage, in welcher Ableitung die QT-Dauer heranzuziehen ist und in welcher sie am besten nach der Herzfrequenz korrigiert werden kann.
Auch für praktische Zwecke wird es immer etwas umständlich sein, hier genaue Messungen vorzunehmen, obwohl entsprechende Tabellen entworfen wurden (DIMOND).

Weitere Kriterien für eine pathologische Belastungsreaktion sind ein Wechsel im QRS-T-Winkel von 25° und mehr in der horizontalen bzw. frontalen Ebene, hier kann eine Bestimmung der entsprechenden Vektoren eine Klärung ermöglichen.
Zu beachten ist weiterhin der Nachweis einer negativen U-Welle bzw. einer Inversion von U.
Umstritten ist der Nachweis einer *isolierten T-Umkehr* in einer Ableitung; einige Autoren vertreten die Ansicht, daß diese eine pathologische Belastungsreaktion darstellt, während andere Autoren auf Grund von Langzeituntersuchungen einen derartigen Befund lediglich als auffällig beurteilen. Erst

dann, wenn eine T-Negativität mit Veränderungen des ST-Segmentes verbunden ist, besteht eine sicher pathologisch zu wertende Reaktion.

Als pathologisch ist weiterhin das Auftreten von *Rhythmus-* bzw. *Reizleitungsstörungen* zu werten.

Hierher gehören das Auftreten von Extrasystolen bei normalem Ruhe-EKG, der Anstieg in der Frequenz der Extrasystolen, der Nachweis von Vorhofflimmern und -flattern, supraventrikulärer oder ventrikulärer Tachykardie, Veränderungen der Überleitung, das Auftreten eines AV-Blockes 1., 2. oder 3. Grades und Auftreten eines Links-, Rechts- bzw. intermittierenden Schenkelblockes.

Auftreten von *Herzschmerzen, Unwohlsein, Herzstechen* oder das Gefühl »nicht mehr zu können« sollte in jedem Fall zu einem Abbruch des Arbeitstestes führen und muß als positiver Master-Test gewertet werden.

Die klinische Bedeutung des Master-Tests

Nach MASTER fiel der Belastungstest bei 250 Patienten mit sicherer Koronarkrankheit in 97% positiv aus. RUSSEK untersuchte 186 Personen mit bekannter Koronarkrankheit, davon wiesen 61,3% im Master-Test positive Reaktionen vom sog. ischämischen Typ auf. ROBB und Mitarbeiter fanden bei 69 Patienten mit einwandfreiem klinischem Herzbefund in 50,7% ischämische Reaktionen. WOOD und Mitarbeiter erhielten von 100 Patienten mit klinischem Angina-pectoris-Syndrom in 88% eine pathologische Belastungsreaktion. Läßt sich aus diesen Ergebnissen eine relativ gute Treffsicherheit des Master-Tests bei herzkranken Patienten ableiten, so interessiert die Frage, ob dem Ausfall eines positiven Tests bei scheinbar herzgesunden Menschen in prognostischer Hinsicht eine Bedeutung zukommt, noch mehr. Hierüber liegen eine Reihe von Langzeituntersuchungen vor. So untersuchte BRODY mit Hilfe des Master-Tests 756 Geschäftsleute ohne klinische Erscheinungen. Er fand bei 23 den beschriebenen ischämischen Typ. Tatsächlich entwickelte sich bei diesen später ein echtes Koronarleiden. Von 153 untersuchten Eisenbahnarbeitern war nach DIMOND in 37 Fällen im Master-Test eine pathologische Belastungsreaktion nachweisbar; in einer fünfjährigen Verlaufsbeobachtung entwickelte sich bei den pathologischen Fällen ein Herzinfarkt dreimal so häufig wie bei der gesunden Kontrollgruppe!

Die größte Untersuchungsreihe über die Bedeutung des Doppel-Master-Tests in der Aufdeckung einer Koronarerkrankung wurde von ROBB, MARKS und MATTINGLY am Walter-Reed-Hospital vorgenommen. 229 Patienten mit positivem Ausfall des Master-Tests wurden zehn Jahre lang weiter beobachtet und 607 Personen mit negativem Testausfall gegenübergestellt.

Die Mortalitätsrate in der positiven Gruppe war dreimal so groß wie in der negativen; in 27,3 auf Tausend entwickelte sich in der positiven Gruppe eine Koronarerkrankung im Gegensatz zu 5,0 auf Tausend in der negativen Gruppe.

Die entsprechenden Verhältniszahlen in bezug auf die Entwicklung eines Herzinfarkts betrugen 23,4 und 3,5 auf Tausend.

Literatur

Brody, A. J.: Master-two-step exercise test in clinically unselected patients. J. A. M. A. 171 (1959), S. 1195

Dimond, E. G.: The exercise electrocardiogram in office practice Springfield 1961

Klepzig, H.; Kaltenbach, M.: Erkennung und Begutachtung der Coronarsklerose. Z. ärztl. Fortb. 51 (1962), S. 677–686

Knebel, R.: Belastungsproben von Herz und Kreislauf zum Nachweis von Funktionsstörungen. Ärztl. Praxis (1957), S. 1–9

Lepeschkin, E.; Surawicz, B.: Characteristics of true-positive and false-positive results of electrocardiographic MASTER twostep exercise test. New England J. Med. 258 (1958), S. 511

Master, A. M., und Mitarbeiter: The Electrocardiogram and the »twostep«-exercise, a test of cardiac function and coronary insufficiency. Amer. J. Med. Sci. 207 (1944), S. 435

Master, A. M., und Mitarbeiter: The »two-step-exercise« and anoxemia tests. M. Clin. North. Amer. 35 (1950), S. 705

Robb, G. P.; Marks, H. H.; Mattingly, Th. W.: The Value of the double standard two-step Exercise Test in the detection of coronary Disease. A clinical and statistical follow-up study of military personnel and insurance applicants. Trans. Ass. Life Insur. med. Dir. Amer. 40 (1957), S. 52–80

Russek, H. J.: Master two-step test in coronary artery disease. J. A. M. A. 165 (1957), S. 1772

Wood, P., u. a.: The Test in Angina Pectoris. British Heart J. 12 (1950), S. 363

C. Das EKG während definierter Arbeitsleistung

In jüngster Zeit gewinnen Untersuchungen an Bedeutung, welche die Registrierung einer oder mehrerer EKG-Ableitungen während einer definierten Belastung zum Ziele haben. Die Absicht ist dabei, eine genaue Definition der Leistung nach mkg bzw. Watt zu erhalten, um so die *Belastungsstufe* exakt festlegen zu können, bei der es zum Auftreten einer Ischämiereaktion kommt. Man kann außerdem die Arbeitsleistung dem Alter, der Konstitution und dem Trainingszustand besser anpassen. Wenn auch die Frage, ob ischämische EKG-Veränderungen während der Belastung frühzeitiger und signifikanter zu erkennen sind als nach Belastung, noch nicht geklärt ist, so haben andererseits Untersuchungen ergeben, daß ischämische Reaktionen schon vor dem Auftreten pektanginöser Beschwerden erkennbar sein können (FLEISCH), was den Untersucher veranlassen kann, den Versuch abzubrechen. Wenn die elektrokardiographische Kontrolle während Belastung fehlt, kann andererseits bei Neurotikern, die über Beschwerden zu klagen beginnen, der Arbeitsversuch zu früh unterbrochen werden. Die EKG-Registrierung *während* definierter Wattleistung erlaubt auch eine Stellungnahme zur Frage der Belastbarkeit im Beruf sowie eine sichere Festlegung der maximal erlaubten Bewegungsintensität, z. B. bei Bewegungstherapie und insbesondere zum pharmakologischen Testen von Koronardilatatoren. Man muß dabei allerdings auf mehreren Wattstufen testen, beginne zweckmäßig mit geringeren Wattstufen von 20—30 Watt und steigere die Wattleistung um geringe Grade so lange, wie man mit Sicherheit eine für die betreffende Wattstufe noch ausreichende *Koronarreserve* annehmen kann.

Methodik

Die Registrierung des EKG während Belastung ist nicht einfach, da Muskelaktionsströme das Kurvenbild stören können und die Anbringung der Extremitätenelektroden bzw. der Bezugselektroden für die Brustwandableitungen zu Einflüssen auf das Kurvenbild führen. Man kann sich dadurch helfen, daß man ein gut durchlöchertes Gummiband um den Brustkorb des Probanden legt, das mit Durchsteckknöpfen ringförmig verschlossen ist, und an ihnen die Brustwandelektroden mit dem zugehörigen Kabel anbringt. Als indifferente Gegenelektrode wird die Elektrode des linken Armes neben der Erdelektrode am Rücken des Probanden angebracht. Eine andere Möglichkeit ist die *Radioelektrokardiographie* (AVIONICS-METRETEL). Hierbei handelt es sich um eine Telemetrieanlage, die aus einem Sender mit EKG-Verstärker und abstimmbarem Empfänger für die drahtlose Fernübertragung eines EKG besteht. Der Verstärker wird von einer Batterie gespeist und ist so klein und leicht, daß er herumgetragen werden kann, ohne die Bewegungsfähigkeit des Probanden zu beeinträchtigen. Der Verstärker moduliert einen kleinen UKW-Sender in seiner Frequenz, im Empfänger wird die Trägerwelle empfangen und demoduliert und an ihn ein EKG-Schreiber für die konventionelle Registrierung des EKG angeschlossen.

Vorteile der Radioelektrokardiographie sind die gute Registrierung von Belastungs-EKG, der Batteriebetrieb des Verstärkers (keine Erde notwendig), die Abstimmung auf mehrere Sendefrequenzen, so daß von einem einzelnen Empfänger mehrere Patienten überwacht werden können.

Eine derartige Anlage ist erweiterungsfähig für die Aufnahme von EKG und anderen Funktionsgrößen während sport-, arbeits- und luftfahrtphysiologischer Untersuchungen und für die bettgebundenen Routine-EKG-Aufnahmen in einer großen Klinik, wobei der Transport einer schweren, netzgebundenen EKG-Apparatur entfällt.

Der Nachteil ist jedoch der große finanzielle Aufwand, da für jede Ableitung ein zusätzlicher Sender benötigt wird, so daß eine derartige Anlage nur großen Instituten und Kliniken vorbehalten bleibt.

Die Belastungselektrokardiographie ist im besonderen bei der Aufdeckung unklarer Ruhebefunde von Bedeutung. Eine wichtige Vorbedingung ist jedoch, daß der Patient keine herzwirksamen Glykoside erhält. Als pathologische EKG-Kriterien gelten die gleichen Veränderungen, wie sie bereits bei der Beschreibung der EKG-Veränderungen nach Belastung beschrieben wurden:

1. ST-Segmentsenkung, sog. deszendierende oder muldenförmige Form,
2. Auftreten einer negativen T-Welle, besonders über dem linken Ventrikel,
3. Auftreten von gehäuften Vorhof- bzw. ventrikulären Extrasystolen, Überleitungsstörungen,
4. Wechsel in der Konfiguration von QRS, insbesondere Verbreiterung von QRS,
5. Verlängerung der relativen QT-Zeit.

Von einigen Autoren wird außerdem die Erhöhung eines in Ruhe negativen ST-Segmentes über 1 mm und die Umbildung einer negativen T-Zacke in eine aufrechte als pathologische Reaktion bewertet; allerdings sind diese Kriterien nicht allgemeingültig.

Sicherlich ist die Anwendung der EKG-Registrierung während Belastung von Vorteil, da eine ungenügende Belastung eine Koronarinsuffizienz nicht auslösen wird und durch einen dosierten Belastungsversuch die Möglichkeit einer genauen Austestung besteht. Eine Mehrbelastung kann so vermieden werden, die möglichen Gefahren sind soweit wie möglich ausgeschaltet. Es ist selbstverständlich, daß auch der Arbeitsversuch immer nur in Zusammenhang mit dem klinischen Bild gewertet werden darf.

Literatur

Bellet, S.; Eliakim, M.; Deliyiannis, S.; La Van, Donald: Radioelectrocardiography during exercise in patients with angina pectoris. Circulation 25 (1962), S. 5–14

Fleisch, A. O.: Elektrokardiographie während Belastung unter direkter Kontrolle am Sichtgerät. Cardiologie 40 (1962), S. 235

Fleisch, A. O.: Gefahren und Grenzen des Arbeitsversuches im Elektrokardiogramm. Schweiz. med. Wschr. 92 (1962), S. 456

Kaltenbach, M.; Klepzig, H.: Das EKG während Belastung und seine Bedeutung für die Erkennung der Koronarinsuffizienz. Z. Kreisl. Forsch. 52 (1963) Nr. 5, S. 486–497

Klepzig, H.; Kaltenbach, M.: Erkennung und Begutachtung der Coronarsklerose. Z. ärztl. Fortbildung 51 (1962), S. 677

Klepzig, H.; Müller, D.; Reindell, H.: Über das EKG während Belastung und seine klinische Bedeutung. Z. Kreisl. Forsch. 45 (1956), S. 741

Rosenkranz, K. A.; Drews, A.: Über eine modifizierte Ableitungsmethode zur Registrierung von Brustwandelektrokardiogrammen während dosierter körperlicher Belastung. Z. Kreisl. Forsch. 53 (1964), Nr. 6, S. 615—618

Rosenkranz, K. A.; Drews, A.: Elektrokardiographische Untersuchungen während körperlicher Belastung bei trainierten und untrainierten Männern. Deutscher Sportärztekongreß, Münster, 1963. Berlin 1963

Roskamm, H.; Reindell, H.; Emmerich, J.; Barmeyer, J.; Kessler, M.; Novakovic, N.: Das EKG während dosierter Ergometerbelastung bei Normalpersonen und Infarktpatienten, seine Beziehung zu Herzgröße und Leistungsfähigkeit. Dtsch. Arch. klin. Med. 209 (1964) Nr. 4, S. 331—359

D. Das Sauerstoffmangel-EKG

Ein weiterer Belastungstest, der zur Aufdeckung einer latenten Koronarinsuffizienz herangezogen werden kann, ist der Sauerstoffmangeltest. Er wurde von DIETRICH und SCHWIEGK, LEVY, NYLIN, NEUHAUS und anderen Autoren in die kardiologische Diagnostik eingeführt. Wenn auch seine Aussagemöglichkeiten in gewisser Weise umstritten sind, soll auf diesen Test doch hingewiesen werden, da bei entsprechender kritischer Wertung mit seiner Hilfe das diagnostische Rüstzeug erweitert werden kann.

Von vielen Kritikern des Hypoxämietestes als Belastungsprüfung wird angeführt, daß die Bewertungskriterien unsicher seien, weil die Grenzen zwischen einem normalen oder pathologischen Ausfall fließend sind.

Andere Autoren weisen darauf hin, daß die Treffsicherheit des Hypoxämietests im Schrifttum stark differiert; die Häufigkeit positiver Testausfälle bei klinisch einwandfreier Koronarinsuffizienz schwankt je nach Autor zwischen 30 und 60%. Die Divergenz der Auffassungen ist sicherlich in der uneinheitlichen Untersuchungsmethodik und den unterschiedlichen Bewertungskriterien begründet. Besonders die von LEVY und seiner Schule begründeten Kriterien erscheinen heute fragwürdig und wegen der Schwierigkeit ihrer Bestimmung zu ungenau.

Durch eine stärkere Bevorzugung der Brustwandableitungen läßt sich jedoch der Aussagewert des Hypoxämietestes wesentlich erhöhen. Es schälen sich eine Reihe von Kriterien heraus, denen Beweiskraft und deren Nachweis auch pathologische Bedeutung zuerkannt werden muß.

Physiologische Grundlagen

Eine Erniedrigung der Sauerstoffsättigung des arteriellen Blutes bei konstantem mittlerem Blutdruck wird von einem gesunden Koronarsystem mit einer kompensatorischen Mehrdurchblutung beantwortet (ALLELA). Liegt eine verminderte Koronarreserve vor, kann bei Erniedrigung der Sauerstoffsättigung keine ausreichende Vermehrung des Koronardurchflusses mehr stattfinden. Es muß sich vielmehr eine induzierte relative Koronarinsuffizienz, die sich elektrokardiographisch durch bestimmte Kriterien interpretieren läßt, entwickeln. Bei einem gesunden Koronarsystem fehlen bei einer Erniedrigung der Sauerstoffsättigung des arteriellen Blutes entsprechende EKG-Befunde.

Indikation

Der Hypoxämietest kann bei allen Patienten angewandt werden, bei denen der Verdacht auf eine koronare Minderdurchblutung besteht, die pektanginöse Beschwerden angeben oder über Herzsensationen und Druckgefühl in der Herzgegend usw. klagen. Besonders vorteilhaft ist seine Anwendung bei Patienten, die wegen Bettlägerigkeit, Schwäche oder mangelnder Mitarbeit eine sonstige Belastung nicht durchführen können. Die Beeinträchtigung des Patienten ist relativ gering. Ein Abbruch der Untersuchung ist jederzeit möglich, durch O_2-Beatmung kann eine Stressituation schnell beendet werden. Die Möglichkeit einer standardisierten Reproduktion des Untersuchungsganges ist für die Therapiekontrolle von Nutzen.

Vorbedingung

Der Hypoxämietest wird am besten bei Zimmertemperatur (20^0) durchgeführt. Es empfiehlt sich, 2 Stunden nach einer größeren Mahlzeit mit der Untersuchung zu beginnen. Eine vollständige EKG-Exploration muß auch bei dieser Untersuchung vorausgehen, damit schwerwiegende Veränderungen von vornherein ausgeschlossen werden können. Fälle von Herzschwäche und dekompensierte Vitien dürfen einer Sauerstoffmangeluntersuchung nicht unterzogen werden. Schwangerschaft, Myxödem, Epilepsie und Lungenemphysem sind weitere Kontraindikationen. Die möglichen Nebenerscheinungen — besonders bei niedrigen O_2-Konzentrationen — sind Lufthunger, Trockenheit, leichte Zyanose, Schwitzen, Kopfschmerzen und Benommenheit. Bei Auftreten von stärkeren vago-vasalen Attacken, wie Blutdruckabfall, Pulsfrequenzbeschleunigung, später Pulsfrequenzabfall und stärkere Benommenheit, muß die Untersuchung sofort unterbrochen und Sauerstoff verabreicht werden. Ein Arzt muß bei der Durchführung des Hypoxämietests immer erreichbar bzw. bei der Untersuchung zugegen sein.

Methodik

Die große Mehrheit der Autoren benutzt, entsprechend der Empfehlung von LEVY, zur Durchführung des Hypoxämietests ein $10^0/_0$iges Sauerstoff- und

90%iges Stickstoffgemisch. LEVY hat vorgeschlagen, dieses Gemisch 20 Minuten atmen zu lassen; da abnorme Reaktionen jedoch schon innerhalb der ersten 5 Minuten auftreten, wird allgemein eine Testperiode von 10 Minuten als ausreichend angesehen. Die Zuführung von Kohlensäure in 3–5%iger Konzentration zum Mangelgemisch schaltet gelegentliche Nebeneffekte auf das Zentralnervensystem aus; CO_2 regt die Hirndurchblutung an. Alle Sauerstoffmangelgemische sollten nur für die Bedingungen auf Meereshöhe *standardisiert* sein, sonst sind entsprechende Korrekturen erforderlich.

Schwieriger ist es, die sog. *innere Standardisierung* des Hypoxämietests zu beurteilen. Bestimmt man nämlich mit Hilfe geeigneter Oxymeter die arterielle Sauerstoffsättigung des peripheren Blutes bei der Beatmung eines konstanten Sauerstoffmangelgemisches, lassen sich bei verschiedenen Personen große Unterschiede der arteriellen Sauerstoffsättigung feststellen. Die Variationsbreite ist so groß, daß es schwierig, ja sogar unmöglich ist, entsprechende Durchschnittswerte anzugeben.
Man hat daher den umgekehrten Weg beschritten und unter Oxymeterkontrolle die arterielle Sauerstoffsättigung im Einzelfalle bis zu einem bestimmten kritischen Grenzwert verändert. So wird von MAY eine elektrokardiographische Kontrolle bei 80, 75 und 70% arterieller Sauerstoffsättigung vorgenommen. Andere Autoren wie TEWELL und PRITCGARD registrieren nur bei einer Sauerstoffsättigung von 70%. Hier sollte allerdings bedacht werden, daß eine derartige Vornahme nur bei ausgeglichenen Hämoglobinwerten möglich ist, denn bei einem Hämoglobinspiegel unter 85% kann die periphere Sauerstoffsättigung nicht so weit reduziert werden. Die Benutzung eines Oxymeters kompliziert die Durchführung des Sauerstoffmangeltestes erheblich und begrenzt seine Anwendung lediglich auf wenige größere Kreislauflaboratorien.
Wir sind der Auffassung, daß für die gewöhnliche klinische Untersuchungsmethodik eine fotoelektrische Kontrolle der Sauerstoffsättigung auch nicht notwendig ist, da genügend verbindliche Aussagen mit Hilfe eines einfachen Sauerstoffmangelgemisches getroffen werden können. Es ist dabei eine Frage des apparativen Aufwandes, ob man sich feststehender Mangelgemische bedient, die bezogen werden können, oder ob man sich das Gemisch mit Hilfe einer entsprechenden Mischanlage selbst herstellt. Die Verwendung einer *Mischanlage* hat den Vorteil der Abstufung; so können schon EKG-Untersuchungen bei einem 14-, 12- oder 10%igen Sauerstoffmangelgemisch vorgenommen und auf diese Weise eine individuellere Bestimmung gewonnen werden. Technisch wird dabei so vorgegangen, daß zunächst bei atmosphärischer Luft ein Elektrokardiogramm geschrieben wird, wobei die Extremitäten-, AV-Ableitungen und Brustwandableitungen V_1 bis V_6 registriert werden.
Anschließend wird das Sauerstoffmangelgemisch eingeschaltet; eine Registrierung des EKG erfolgt entweder minütlich oder je nach längeren Intervallen in kurzen Registrierperioden.
Eine Verminderung der Sauerstoffsättigung unter 10% ist gefährlich und abzulehnen; bei niedrigen Konzentrationen nimmt die Zahl der Zwischenfälle zu.

Neben der Registrierung des Elektrokardiogrammes kann die gleichzeitige Bestimmung einer Reihe wichtiger Kreislauf- und Ventilationsgrößen vorgenommen werden. Dadurch erhält man zusätzliche Einblicke in die Anpassungsvorgänge einzelner Funktionskreise im Sauerstoffmangel (siehe Kapitel IX, S. 172).

Der Hypoxämietest bei gesunden Versuchspersonen

Die Verminderung der Sauerstoffsättigung bewirkt eine mehr oder weniger starke Erhöhung der Herzfrequenz, wobei Beziehungen zwischen dem Herzfrequenzbeschleunigungs- und dem Sauerstoffsättigungsgrad bestehen. Die *Erhöhung der Herzfrequenz* bis zu einer Sauerstoffsättigung von 10 bis 11% beträgt im Durchschnitt 10—20 Schläge pro Minute; bei vegetativ Labilen werden noch stärkere Frequenzzunahmen festgestellt. Bei Abnahme der Sauerstoffkonzentration unter 10% kommt es zur stärkeren Beschleunigung der Herztätigkeit, die dann beim Überschreiten einer Reizschwelle in eine Verlangsamung übergeht. Dabei kann es zur sinoaurikulären oder atrioventrikulären Blockierung kommen. Häufig setzt auch ein nodaler Ersatzrhythmus ein. Eine weitere anoxische Wirkung auf das Herz würde zu heterotopem Rhythmus führen, der schließlich in Kammerflimmern endet.

Bis zu einem Sauerstoffsättigungsgrad von 10% sind neben der Frequenzzunahme nur *geringfügige Form- und Zeitveränderungen* im Elektrokardiogramm erkennbar. Diese bestehen in einer Erhöhung der P-Zacke, wobei P solange ansteigen soll, bis eine arterielle Sauerstoffsättigung von 74% erreicht ist. Eine Negativierung von P wird in der Ableitung III beschrieben; z. T. soll auch eine geringgradige Senkung von PQ auftreten können. Die PQ-Zeit zeigt häufig eine geringgradige Verkürzung, die dem Grad der Frequenzzunahme entspricht. Eine Verlängerung von PQ ist nach LEPESCHKIN als krankhaft zu werten. Die Dauer von QRS und der QRS-Vektor lassen nur unwesentliche Veränderungen erkennen. Entsprechende Vektordrehungen werden auf eine Überfüllung der Lunge bei gleichzeitiger Abnahme der Lungenleitfähigkeit bzw. einer Drehung der elektrischen Herzachse infolge Ausdehnung abdominaler Gase zurückgeführt. Die entscheidenden Veränderungen betreffen die *ST-Strecke und die T-Zacke.* Die T-Zacke kann sich unter Sauerstoffmangel abflachen, signifikante Beziehungen zwischen dem Abfall der arteriellen Sauerstoffsättigung und der Abflachung der T-Zackenhöhe bestehen bei älteren Probanden (SIMONSEN).

Eine Abflachung einer bei Luftatmung positiven T-Zacke findet sich aber auch bei jüngeren Personen, besonders in Fällen, in denen die T-Zacke hoch positiv ist. Unter physiologischen Bedingungen ist eine Inversion oder Diphasie von T nicht nachweisbar. Die ST-Strecke kann etwas gesenkt sein; als normaler Grenzbefund werden Senkungen bis zu einem Millimeter gewertet. Aber auch hier ist die Art der Senkung wichtiger und entscheidender als deren metrische Erfassung. Entscheidende Bedeutung kommt dabei vor allem den Brustwandableitungen zu. Die QT-Zeit verkürzt sich meistens entsprechend dem Grad der Frequenzbeschleunigung. Verlängerungen der QT-Zeit können nur mit entsprechenden Veränderungen von ST oder T gewertet werden. Als kritische Grenze wird im Schrifttum ein Wert von 0,48 Sek. angegeben.

Pathologische Kriterien des Hypoxämietests

Pathologische EKG-Veränderungen sind unter Sauerstoffmangelatmung prinzipiell dann zu erwarten, wenn die Koronarreserve zur Deckung des erhöhten Blutbedarfes nicht mehr ausreicht. Von nahezu allen Autoren wurden bisher zur Abgrenzung einer pathologischen Reaktion die Kriterien von LEVY und seiner Schule herangezogen. Sie besagen:

1. Die Senkungssumme der ST-Strecke erreicht in Ableitung I, II, III oder einer Brustwandableitung den Wert von 0,3 mV oder überschreitet ihn;
2. T_I wird negativ oder diphasisch, während die ST-Senkung in der gleichen Ableitung den Wert von 0,1 mV erreicht;
3. T wird in einer Brustwandableitung negativ, unabhängig ob die ST-Senkung in der gleichen Ableitung den Wert von 0,1 mV überschreitet.

Da diese Kriterien jedoch vorzugsweise auf einer Bestimmung der Extremitätenableitungen und nur einer Brustwandableitung beruhen, müssen sie im wesentlichen als überholt bzw. ergänzungsbedürftig gelten. So ist z. B. die Summenbildung der Nullinienabweichung von ST in den Standardableitungen und einer Brustwandableitung wegen ihrer schwierigen Bestimmung fragwürdig.

Es sollten vielmehr Abweichungen von ST in den Brustwandableitungen als Bewertungskriterien angesehen werden, wobei Senkungen vom sog. *ischämischen Typ* als *pathologische Reaktionen* aufzufassen sind. Meistens beschränkt sich eine ST-Senkung nicht allein auf eine Ableitung, sondern umfaßt mehrere Ableitungen und ist oft auch mit einer Diphasie bzw. Umkehr der T-Zacke verbunden. Interessanterweise können isolierte Senkungen von ST auch in einzelnen Ableitungen der Brustwand-EKG nachweisbar werden, sie wurden von uns vornehmlich in den Ableitungen V_2 oder V_3 bzw. V_5 oder V_6 beobachtet. Sie waren mit einer Verschiebung des ST-Abganges verbunden und können infarktähnliche Bilder entstehen lassen. Bei derartigen isolierten ST-Veränderungen scheint eine entsprechende Gefäßschädigung der betroffenen Koronararterie vorzuliegen. Als *pathologische Reaktionen* sind ferner das Auftreten von *Rhythmus- und Überleitungsstörungen* anzusehen; ein wesentliches Symptom für eine Einschränkung der Koronarreserve ist das Auftreten von *Herzdruck* und sonstigen anginösen Beschwerden. Sie sind als wahrscheinliche Folge einer Koronarinsuffizienz anzusehen und werden in der Regel von den besprochenen pathologischen Veränderungen begleitet. Die ST-Senkung scheint dabei ein Ausdruck der Anoxie des Myokards zu sein, die in der subendokardialen Schicht am ausgeprägtesten ist, so daß diese gegenüber der subepikardialen Schicht eine positive elektrische Ladung aufweist. Wenn im allgemeinen auch das Auftreten von Herzschmerzen mit entsprechenden EKG-Veränderungen parallel geht, kann es auch zu Herzschmerzen kommen, ohne daß entsprechende EKG-Veränderungen auftreten. Es schließt also ein negativer Test weder eine Angina pectoris noch eine Koronarinsuffi-

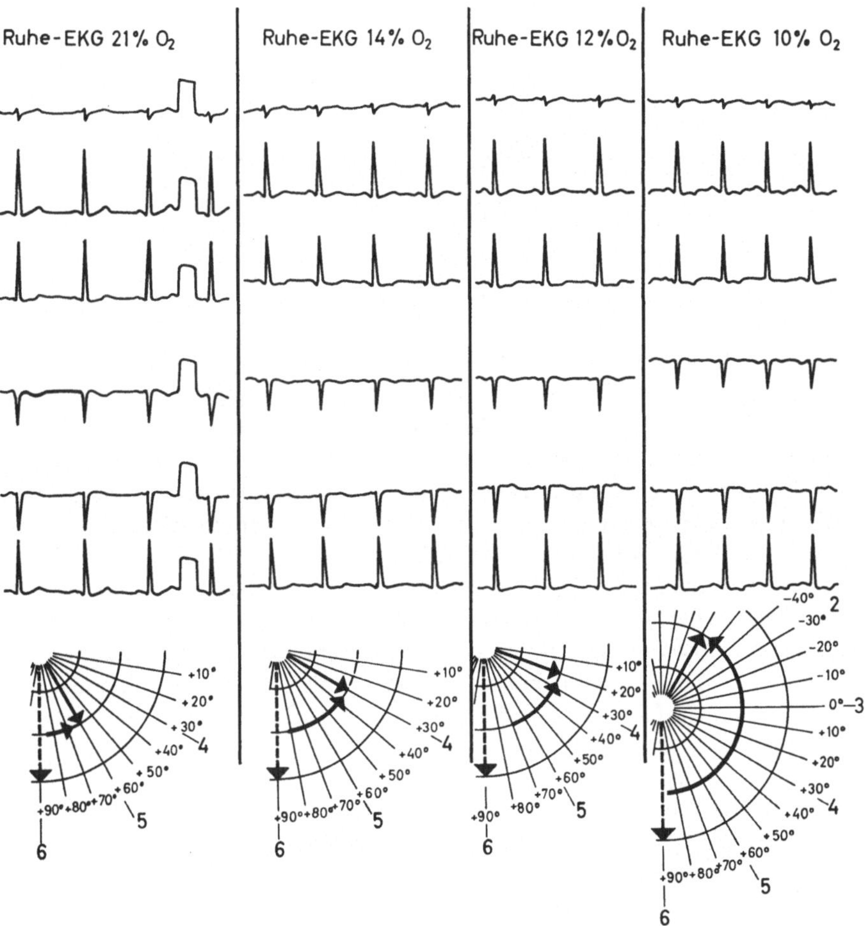

Abb. 6 *Standard- und aV-Ableitungen bei differenziertem Sauerstoffmangel und vektorielle Darstellung des QRS- und T-Vektors*

21%   14%   12%   10%

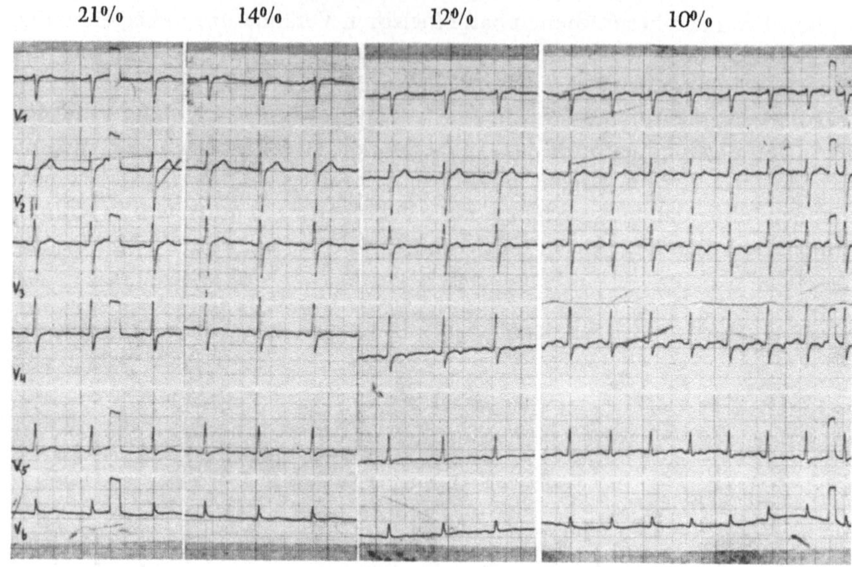

Abb. 7   *Path. EKG-Reaktion bei differenziertem Sauerstoffmangel (Brustwandabl.)*

zienz aus. Statistische Untersuchungen haben andererseits ergeben, daß bei einer Gruppe mit negativem EKG-Ausfall aber mit bestehenden subjektiven Beschwerden sich bei 28,6% in Wiederholungsuntersuchungen elektrokardiographisch positive Testausfälle nachweisen ließen. Der Herzschmerz kann also das *erste Zeichen* einer beginnenden Koronarinsuffizienz sein; da die subjektive Beschwerdeempfindung individuell stark unterschiedlich ist, besteht keine gleichsinnige Beziehung im Einzelfall.

Einige Autoren sind der Ansicht, daß bei unklaren und zweifelhaften Befunden eine Wiederholung des Sauerstoffmangeltestes unter Ergotamin- bzw. Hyderginmedikation sinnvoll sei. Der Wert einer derartigen Prozedur in Hinsicht auf die Differentialdiagnose zwischen funktionellen und organischen Herzkranzgefäßaffektionen wird jedoch im allgemeinen als wenig ergiebig bezeichnet.

Literatur

Allela, A.: Steuerung der Coronardurchblutung. Probleme der Coronardurchblutung. Bad Oeynhausener Gespräche II. Berlin 1958

Bijörck, G.: Anoxemia and exercise tests in the diagnosis of coronary disease. Am. Heart J. 32 (1946), S. 689

Bijörck, G.; Dalhamm, T.: The prognostic value of the hypoxia test. Cardiologia 17 (1950), S. 366

Burchell, H. B.; Pruitt, R. D.; Barnes, A. R.: The stress and the electrocardiogramm in the induced hypocemia test for coronary insufficiency. Am. Heart J. 36 (1948), S. 373

Dietrich, S.; Schwiegk, H.: Angina pectoris und Anoxie des Herzmuskels. Z. f. klin. Med. 125 (1933), S. 195–242

Lepeschkin, E.: Modern Electrocardiography. Baltimor 1951

Levy, R. L.: Clinical Aspects of coronary insufficiency. Am. J. Med. 4 (1948), S. 89

Levy, R. L.; Barach, A. L.; Bruenn, H. G.: Effects of induces oxygen want in patients with cardiac pain. Am. Heart J. 15 (1938), S. 187

Levy, R. L.; Patterson, J. E.; Clark, T. W.; Bruenn, H. G.: The »Anoxemia Test« as an index of the coronary reserve. J. A. M. A. 117 (1941), S. 2113

Mathers, J. A. L.; Levy, R. L.: The prognostic significance of the anoxemia test in coronary heart disease. A follow-up study of 254 subjects. Am. Heart J. 43 (1952), S. 546

May, S. H.: Electrocardiographic response to gradually induced oxygen deficiency. I. Response of normal hearts in various age groups. Am. Heart J. 17 (1939), S. 653–668

Neuhaus, G.; Lecher, D.; Schugk, P.: Der Hypoxietest als Prüfung von koronarwirksamen Arzneimitteln, insbesondere von Persantin beim Menschen. Med. Klin. 56 (1961), Nr. 15, S. 695–699

Nylin, G.; Fazio, V. de; Marsico, F.: The hypoxaemia test: An analysis of 1130 tests. Cardiologia 17 (1950), Nr. 3/4, S. 191–209

Patterson, J. E.; Clark, T. W.; Levy, R. L.: A Comparison of electrocardiographic changes observed during the »anoxemia test« on normal persons an on patients with coronary sclerosis. Am. Heart J. 23 (1942), S. 837

Simonson, Ernst: Differentiation between normal and abnormal in electrocardiography. St. Louis 1961

Stewart, H. J.; Carr, H. A.: The anoxemia test. Am. Heart J. 48 (1954), S. 293

Tewell, H. E. Jr.; Pritchard, J. S.: Controlled hypoxemia test for coronary insufficiency employing the Milikan Ocimeter; A study of normal and abnormal responses. Arch. Int. Med. – 90 (1952), S. 435

E. Provokatorische EKG-Testverfahren

Neben den beschriebenen Belastungsuntersuchungen haben sich in der EKG-Diagnostik einige provokatorische Testverfahren, die bei besonderen Fragestellungen von Nutzen sein können, bewährt.

Hierher gehört der sog. Karotissinus-Druckversuch, der ASCHNERsche Druckversuch, der sog. Preßdruckversuch und die EKG-Untersuchung in Kopftieflage.

Der Hauptanwendungsbereich derartiger Provokationstests ist die Analyse von Rhythmus- und Reizleistungsstörungen, während ein Einfluß auf die ST-Strecke und T-Zacke nur selten genommen wird.

Leider sind Provokationstests in Deutschland wenig in Gebrauch, obwohl sie ursprünglich von deutschen Autoren entwickelt worden waren.

Sie gehören jedoch in den skandinavischen und amerikanischen Laboratorien zum Standardprogramm und werden z. B. bei verkehrs- und luftfahrtmedizinischen Untersuchungen, z. T. routinemäßig, angewendet.

Der Karotissinus-Druckversuch

Der Druck auf die Karotisgabel eines liegenden Probanden kann Veränderungen der Pulsfrequenz, des Blutdrucks und des EKG sowie klinische Sensationen, die als sog. Karotissinus-Syndrom beschrieben werden, hervorrufen.

FRANKE hat an fast 3900 Personen beiderlei Geschlechts und verschiedener Altersstufen die exovasale Erregbarkeit des Karotissinus getestet. Dabei konnte folgender Testausfall beobachtet werden:

1. 70% der Untersuchten und fast alle Jugendlichen unter 20 Jahren zeigten bei Druck auf die Karotisgabel nur geringe Kreislauferscheinungen oder eine höchst unbedeutende Bradykardie, manchmal traten vereinzelt Extrasystolen ohne Beteiligung des Blutdrucks auf.

2. Bei etwa 10% der Probanden verlangsamte sich die Pulsfrequenz um 20 Schläge pro Min., der Blutdruck fiel um 10—20 mm Hg ab, die Herzpause überschritt keine 2 Sek.

3. Bei weiteren 10% der Prüflinge verminderte sich die Herzfrequenz um 30—50%; die Asystolie dauerte länger als 2 Sek. und der Blutdruck fiel um 30 mm Hg; es handelt sich um einen beginnenden krankhaften Reflex.

4. In der Restgruppe traten *Herzpausen* von 3—5 Sek. und Blutdruckabfall auf 50 mm Hg und darunter auf. Diesen objektiven Zeichen entsprachen subjektive Symptome wie Schwindel, Augenstörungen, Parästhesien und Bewußtseinsverlust.

Während die 1. und 2. Gruppe der geschilderten Karotisdruckreaktionen in die Gruppe des Normalen fallen, gehört der sog. *hypersensitive Karotissinusreflex* in die 3. und 4. Gruppe mit pathologischem Testausfall. Besonders die latenten Träger des Karotissinussyndroms finden sich in der 4. Gruppe mit äußerst sensiblen Karotissinus. Im einzelnen lassen sich verschiedene *Formen* des hyperaktiven Karotissinusreflexes abgrenzen, wobei der kardiale und depressorische Typ interessiert.

Der *kardiale* Typ liegt dann vor, wenn die mit standardisierten Testverfahren reflektorisch induzierte Asystolie über 2—3 Sek. beträgt, während die *depressorische Form* bei einem reflektorisch bedingten Blutdruckabfall auf 50 mmHg und mehr auftritt.

Der Karotissinusreflex kann bei verschiedenen Anlässen spontan auftreten und zu bedrohlichen Sensationen führen. Manuelle oder durch Haltungsänderungen provozierte Reizungen sind auslösende Faktoren.

Methodik

Der Test sollte stets unter identischen und vergleichbaren Bedingungen durchgeführt werden. Der zu prüfende Patient soll auf einem Ruhebett mit leicht erhöhtem, vom Arzt ein wenig fortgewandtem Kopf liegen. Dann sucht man sich topographisch den Karotissinus in Höhe des oberen Schildknorpels am vorderen Rande des M. sternocleidomastoideus auf, wobei der Finger die Halsschlagader in der Gefäßlängsrichtung bis zum Kieferwinkel abtastet. Der Karotissinus ist meist an einer mäßigen Gefäßanschwellung und leicht pulsierendem Widerstand fühlbar. Für die Durchführung des Testes werden ein Blutdruckapparat, ein Stethoskop, eine Stoppuhr und ein EKG-Apparat benötigt. Man legt die Kuppen der Zeige-, Mittel- und evtl. Ringfinger gleichzeitig auf die beschriebene Stelle der maximalen Pulsation, zunächst des rechten und nach 5—10 Min des linken Karotissinus und fühlt mehrere Karotissinuspulse ab, ehe getestet wird. Dann drückt man 10—30 Sek. vorsichtig in Richtung der Wirbelsäule.

Der Versuch sollte unter Kontrolle des EKG und im Wiederholungsfall unter Überwachung des Blutdrucks durchgeführt werden. Die charakteristische, kardiale oder vasomotorische Reflexantwort erfolgt im allgemeinen innerhalb von 10—25 Sek. Sie hängt von der Sensitivität des Reflexsyndroms und der Drucktechnik ab.

Reflexausfall

Der pathologisch gesteigerte Karotissinusreflex hängt in der Art seines Ausfalles sehr vom Ausgangsrhythmus des Herzens bzw. dessen augenblicklicher Ansprechbarkeit ab.

Er äußert sich in *Reizleitungsstörungen*, die von mindestens 2 Sek. dauerndem Herzstillstand bis zur vollkommenen Asystolie der Vorhöfe und der Kammern bis zu 12 Sek., und sogar in ausgeprägten elektrokardiographischen *Potentialstörungen* der QRS-Gruppe, der ST-Strecke und der T-Zacke begleitet werden. Besonders häufig zeigten sich aurikuläre Blockformen, Auftreten eines Knotenrhythmus, Vorhofkammerblock und Ventrikelsystolenausfall.

Bei einem derart gesteigerten Karotissinusreflex findet man pathologisch-anatomisch eine *Schädigung* der Rezeptorantennen der Reflexbahn in Form einer entzündlichen oder arteriosklerotischen Schädigung. Demgegenüber zeigen Herz- und Kreislaufgesunde sowie Kranke mit anderen internen Leiden, bei denen im allgemeinen der Karotissinusreflex negativ verläuft, weder an den Reflexorganen noch am Herzen selbst keinen pathologisch anatomischen Befund.

Der Karotissinusdruckversuch sollte bei unklaren Rhythmus- und Reizleitungsstörungen, wenn sich in der Anamnese plötzlicher Bewußtseinsverlust, zeitweiser Herzstillstand findet bzw. der Verdacht auf ein arteriosklerotisches Herzgeschehen besteht, durchgeführt werden.

Der Valsalvasche Versuch

Beim Valsalvaschen Versuch bzw. der Bürgerschen Preßdruckprobe wird das kreislaufeigene Reflexsystem und das Herz einer Belastung unterzogen. Aus der Antwort, die sich aus bestimmten Veränderungen der Herzfrequenz, des Blutdrucks und des EKG ableiten läßt, sind gewisse Einblicke in das Kreislaufverhalten möglich.

So läßt sich durch die Preßdruckprobe, in guter Annäherung an die tatsächliche Belastung, die Reaktion des Kreislaufes bei Sportlern oder Berufen, deren Ausübung mit kräftigem Stemmen oder Heben verbunden ist, erfassen.

Methodik

Der Valsalvasche Versuch besteht darin, daß nach vorheriger tiefer Inspiration eine forcierte Exspiration bei geschlossenem Mund und geschlossener Nase gemacht wird. Es handelt sich um eine plötzliche Steigerung des intrapulmonalen Druckes, die dadurch möglich ist, daß nach einer oder mehreren tiefen Inspirationen die im Bronchial- und Alveolarsystem befindliche Luft von der äußeren Atmosphäre abgeschlossen und komprimiert wird.

Die durch die Preßdruckprobe bewirkte intrathorakale Drucksteigerung führt zu bestimmten *Veränderungen der Form- und Zeitverhältnisse* des EKG, die sich relativ häufig während des Pressens in einer Amplitudenzunahme der P-Zacke, einer Verkürzung der PQ-Zeit, einer Rechtsdrehung des Hauptvektors, einer Abflachung der Endschwankung und einer relativen QT-Verlängerung äußern.

In der postpressorischen Phase können eine relative QT-Verkürzung, Störungen der Reizleistungen und -bildung auftreten.

Hierbei lassen sich nach BÜRGER und MICHEL folgende ungünstig zu beurteilende Elektrokardiogrammveränderungen abgrenzen:

Blockierungen jeglicher Art Vorhofflattern Verzögerung und Änderung der Erregungsausbreitung Vorhofpfropfung Extrasystolen jeglichen Ursprungs	pressorische Phase
Intraventrikuläre Leistungsstörungen Länger anhaltende Überleitungsstörungen mit oder ohne Systolenausfall Polytope und supraventrikuläre Extrasystolen Vorhofflattern	postpressorische Phase

BÜRGER und MICHEL sind der Ansicht, daß das Auftreten von Verzögerungen der Erregungsausbreitung im Bereich des Vorhofs, des AV-Knotens oder der Kammer Ausdruck eines geschädigten Herzens sind. Der Mechanismus sollte dabei so verstanden werden, daß durch den Preßdruck keine Schädigung erfolgt, sondern die vorübergehende Durchblutungsminderung, die ein normales Herz ohne besondere Reaktion übersteht, provoziert wird und dadurch die bestehende Läsion zu erkennen gibt.

Insbesondere bei schon abweichendem Kurvenverlauf ist eine gewisse Differenzierung möglich, wieweit eine in Ruhe vorhandene Anomalie Ausdruck einer belanglosen Affektion, z. B. einer Narbe, oder einer tiefer greifenden Schädigung ist. Bestehen z. B. vor dem Preßdruckversuch Extrasystolen, so erfahren sie pressorisch und auch postpressorisch dann eine erhebliche Zunahme, wenn sie organischen Ursprungs sind.

So kann das EKG unter Preßdruck bei *latenten Schädigungen* verschiedener Genese empfohlen werden. Nach FRANKE soll bei Fokaltoxikosen die Ausbeute an feststellbaren Frühschäden größer sein als bei Vornahme einer Belastungsprüfung. Es gibt dabei im einzelnen keine spezifischen EKG-Veränderungen beim Preßdruck. Jede Veränderung ist nur im Rahmen des Gesamtbildes verwertbar.

Weitere Provokationstests

Hier ist noch der *Bulbusdruckversuch* nach ASCHNER und die *EKG-Untersuchung in Kopftieflage* zu nennen. Beide Provokationstests haben sich auch bei der Abklärung unklarer Rhythmus- und Reizleitungsstörungen bewährt. Beim ASCHNERschen *Bulbusdruckversuch* drückt man mit dem Daumen oder Zeigefinger unter Kontrolle einer oder mehrerer Ableitungen des EKG auf einen Augapfel. Der Druck wird etwa 8—10 Sek. ausgeübt. Oft gibt der Prüfling einen leichten Schmerz an. Eine genaue Markierung auf der EKG-Kurve ist notwendig. Der Druckversuch sollte am anderen Augapfel wiederholt werden. Als pathologische Reizantwort sind die gleichen Veränderungen zu nennen, wie sie beim Karotissinusdruckversuch beschrieben wurden. Der Druckversuch wird als Funktionsprüfung weniger angewandt, und zwar deshalb, weil sich die Stärke des Druckes jeder Druckmessung entzieht und nur gefühlsmäßig beurteilt werden kann.

Selbst geringe Druckwirkungen können von emotionellen Erscheinungen begleitet werden, die das Ausmaß der Herzwirkung beeinträchtigen. Auch können anatomische Eigenarten, wie ein tiefliegender Bulbus, die Reizauslösung beeinflussen.

In ähnlicher Weise können auch ganz gewöhnliche *Atemmanöver* zu bestimmten Veränderungen des Rhythmus, Auftreten von Extrasystolen usw. führen. Ein einfacher Versuch ist zum Beispiel der *Atemanhaltetest*, bei dessen Durchführung zuerst ein tiefer Atemzug ventiliert und auf der Höhe der Einatmung angehalten wird. Gewöhnlich stellt man einen bradykarden Effekt fest. *Anomale Reaktionen* sind der Nachweis einer Überleitungsstörung, Auftreten von Extrasystolen, Provokation eines WPW-Syndromes und Auftreten

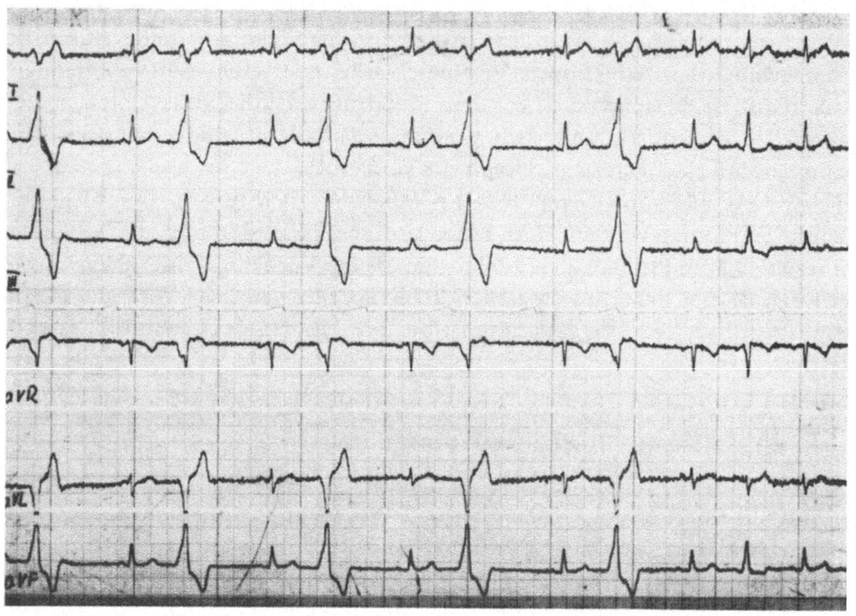

Abb. 8 *EKG-Untersuchung in Kopftieflage, ventrikuläre Extrasystolie*

eines Links- oder Rechtsschenkelblockes. Hyperventilation kann ähnliche Effekte hervorrufen.

Eine EKG-Untersuchung in *Kopftieflage* wird am besten auf einem Kipptisch in −45° durchgeführt. Der Versuch sollte nicht länger als eine Minute dauern, dabei ist ein ständige EKG-Registrierung erforderlich. Es empfiehlt sich, den Kopftieflageversuch im Anschluß an die Untersuchung auf orthostatische Toleranz vorzunehmen.

Beim *Kopftieflageversuch* kommt es gesetzmäßig zu einer Verminderung der Herzfrequenz ohne wesentliche Formveränderungen des EKG. Auftreten schwerer Rhythmusstörungen, Extrasystolen, gehäuft oder polytopen Reizursprungs, haben als krankhafte Reaktionen zu gelten. Der Versuch ist beson-

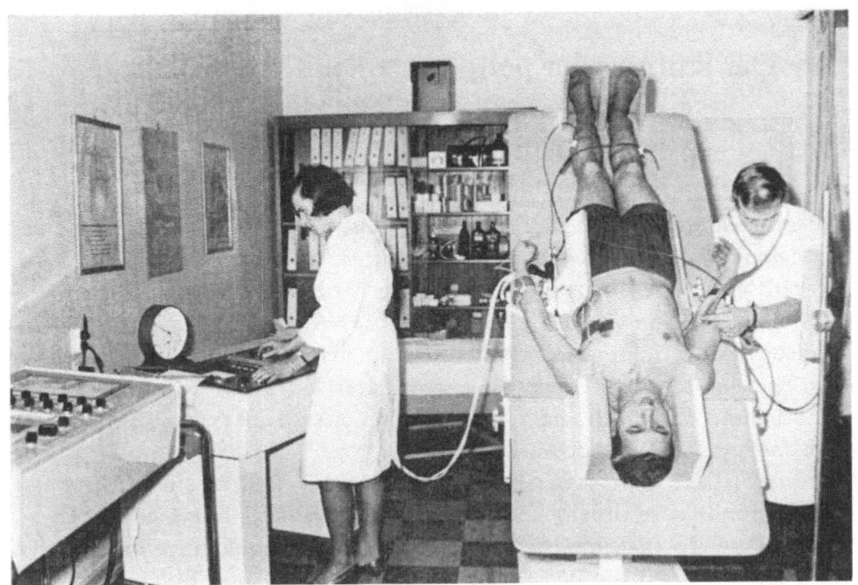

Abb. 9   *EKG-Untersuchung in Kopftieflage*

ders bei Fliegertauglichkeitsuntersuchungen von Vorteil, da hierbei die Ansprechbarkeit des Herzens gegenüber einer negativen Beschleunigung (Kopftieflage —45° entspricht etwa einem negativen G) getestet werden kann.

Literatur

Bürger, M.; Michel, D.: Funktionelle Engpässe des Kreislaufes. Physiologie und Pathologie des Preßdrucks. München 1957
Franke, H.: Über das Karotissinussyndrom und den sogenannten hyperaktiven Karotissinusreflex. Stuttgart 1963
Hering, H. E.: Carotis-Sinus-Reflexe auf Herz und Gefäße. Dresden 1927
Lamb, L. E.; Dermksian, G.; Sarnoff, Ch. A.: Significant cardiac arrhythmias induced by common respiratory maneuvers. Amer. J. Cardiol. 2 (1958) Nr. 5, S. 563—571

II. KAPITEL

Die Prüfung der peripheren Kreislaufregulation

A. Die Ruheuntersuchung

In diesem Kapitel werden klinische Funktionsprüfungen besprochen, die auf der Messung von Pulsfrequenz und Blutdruck im Arbeitsversuch bzw. bei Lagewechsel beruhen. Ausführlich wird das Verhalten der genannten Kreislaufgrößen während *Ergometerarbeit* und am *Kipptisch* besprochen. Diese Untersuchungsverfahren sollten heute zum diagnostischen Rüstzeug eines jeden Kreislauflabors gehören. Sie entwickelten sich mehr oder weniger aus dem Schellong- bzw. Schneider-Test, kombinierten Funktionsprüfungen, die sich bisher größter Beliebheit erfreuten.

Allerdings ist der Aussagewert der erstgenannten Verfahren ein größerer, aus diesem Grunde wird ihnen bei der Besprechung breiterer Raum gewährt.

Bevor auf die Untersuchungsmethoden im einzelnen eingegangen wird, seien einige Hinweise auf die Bedeutung der Pulsfrequenz- und Blutdruckbestimmung in *Ruhe* vorangestellt.

Pulsfrequenzwerte unter 60 Schläge/Min. werden als bradykard, Pulsfrequenzwerte über 100 Schläge/Min. als tachykard bezeichnet. Der normale Frequenzbereich liegt bei 60—80 Schlägen/Min., er ist in gewisser Weise alters- und geschlechtsabhängig.

Eine respiratorische Arrhythmie findet sich vor allem bei Jugendlichen, beim weiblichen Geschlecht und bei kreislauflabilen Menschen, sie kann aber auch bei älteren Altersgruppen durchaus vorkommen. Eine Abgrenzung zur regellosen Sinusarrhythmie ist zumeist nur mit Hilfe des EKG möglich.

Die Bestimmung der Pulsfrequenz kann palpatorisch, auskultatorisch oder mit Hilfe photoelektrischer Verfahren erfolgen. Letztere haben den Vorteil, daß die Pulsfrequenz über längere Zeit unbeeinflußt vom Untersucher registriert werden kann, die Meßgenauigkeit ist größer, und man hat die Möglichkeit, echte Ruhewerte zu erhalten. Die Pulsfrequenz kann dabei entweder mit Hilfe von Druckzählwerken minütlich oder in festzulegenden Zeitintervallen aufgezeichnet oder an geeigneten Integratoren abgelesen werden.

Die Bestimmung des *Blutdrucks* erfolgt im allgemeinen nach dem auskultatorischen Verfahren nach KOROTKOFF mit Hilfe eines Erkameters nach RIVA-ROCCI.

Methodik

In Ruhe soll der Arm in Herzhöhe angewinkelt auf einem Tisch liegen. Vor der Messung überzeugt man sich durch Palpation von der Lage der Arteria cubitalis. Die Manschette wird dann um den Oberarm gelegt und mit Hilfe eines Gebläses aufgeblasen. Bei Erreichen eines Quecksilberstandes, der über dem anzunehmenden systolischen Blutdruckwert der jeweiligen Untersuchungsperson liegt, wird der Manschettendruck langsam abgelassen. Das erste Auftreten eines blasenden Geräusches zeigt den systolischen Blutdruckwert, das Leiserwerden des Geräusches den diastolischen Blutdruckwert an. Wichtig ist die Wahl der Manschettenbreite, die bei großem Oberarmdurchmesser 18 cm breit sein sollte; wenn die Manschettenbreite im Verhältnis zum Armdurchmesser zu schmal ist, treten zusätzlich zu überwindende Spannungen im Gewebe und in der Manschette auf und erzeugen erhöhte systolische wie diastolische Blutdruckwerte.

Die Blutdruckregistrierung kann modernerweise mit halb- oder vollautomatischen Geräten durchgeführt werden. Das Arteriengeräusch wird dabei über einen Lautsprecher verstärkt wiedergegeben, die Ablesung erfolgt auf besonderen Anzeigegeräten.

Die Festlegung von *Normalwerten* für den systolischen wie diastolischen Blutdruck bereitet Schwierigkeiten. Vom praktisch-therapeutischen Standpunkt aus muß der obere Grenzwert des normalen Druckes bei einem Blutdruckwert von 140/90 mm Hg angegeben werden (MÖLLER). Systolische Blutdruckwerte über 160 mm Hg und diastolische über 100 mm Hg sollten als *hyperton* bewertet werden. Besonders wichtig ist die Bestimmung des diastolischen Blutdruckwertes, der die Gefährdung des Kreislaufes vor allem in prognostischer Hinsicht aufzuzeigen vermag.

B. Die Regulationsprüfung des Kreislaufs nach Schellong-Lüderitz

Die in Deutschland bekannteste und wohl auch gebräuchlichste Regulationsprüfung des Kreislaufs ist von Schellong entwickelt und in neuerer Zeit von Lüderitz modifiziert worden. Sie hat den Vorteil, daß sie überall — in der Klinik, in der Sprechstunde, am Arbeitsplatz — ohne allzu großen Zeit- und Personalaufwand und mit wenigen Apparaturen ausführbar ist.

Die Methode besteht aus einer *Kombination* verschiedener Belastungsarten und verschiedener Meßverfahren. Dadurch werden Einblicke in die Regulationsvorgänge des Kreislaufes möglich, man kann herz- und gefäßbedingte Störungen differenzieren und erhält Hinweise auf Besonderheiten der Gefäßregulation.

Die Regulationsprüfung nach Schellong setzt sich aus *drei Einzelprüfungen* zusammen: im ersten Teil werden Pulsfrequenz, systolischer und diastolischer Blutdruck in Ruhelage, im Stehen und wiederum in Ruhelage bestimmt. Teil II stellt eine Arbeitsbelastung in Form von Treppensteigen dar.

In einem dritten Untersuchungsabschnitt wird die QRS-Gruppe des EKG vor und nach Arbeitsbelastung bestimmt. Durch diese Prüfmethode soll die Reaktionsweise des Herzens und der Zustand des Herzmuskels geprüft werden.

Es muß hier eingefügt werden, daß im allgemeinen dieser dritte Teil der Funktionsprüfung nicht mehr in der Praxis durchgeführt wird. Einige der von Schellong angenommenen Schlußfolgerungen sind heute nicht mehr haltbar. Da die Kreislauffunktionsprüfung von Schellong und Lüderitz eingehend monographisch abgehandelt wurde, braucht auch auf die ursprüngliche Konzeption an dieser Stelle nicht eingegangen zu werden. Wir beschränken uns bei der Beschreibung der Methode auf die auch heute noch gültigen Richtlinien und Aussagemöglichkeiten. Eine Beschreibung des III. Teils entfällt daher.

Die Methode der Regulationsprüfung

Vorbereitung: In Ruhelage werden Pulsfrequenz und Blutdruck bestimmt, die Pulsfrequenz palpatorisch im 10-Sekunden-Intervall, der Blutdruck auskultatorisch mit der Methode nach Riva-Rocci (siehe Hinweise S. 47). Der Patient muß 10 Minuten mit angelegter Blutdruckmanschette ruhen, damit verwertbare Ausgangswerte erhalten werden.

Teil I: Dann steht der zu Untersuchende auf und bleibt neben dem Ruhebett 5—8 Minuten in bequemer Haltung stehen. Das Aufstehen soll dabei ohne fremde Hilfe erfolgen. Sofort nach dem Aufstehen und weiter in Minutenabstand werden Blutdruck- und Pulsfrequenzbestimmungen weitergeführt. Nach diesen Messungen legt sich der Patient wieder hin. Weitere Messungen werden sofort, 1, 2 und 3 Minuten nach dem Hinlegen wiederholt.

Teil II: Im Anschluß an Teil I muß der Untersuchte eine Treppe von 25 Stufen zweimal hinauf- und herunterlaufen in einem Tempo, das er selbst als »ziemlich schnell« empfinden und das ihn einigermaßen anstrengen soll. Es wird also keine bestimmte Zeit für den Treppenlauf vorgeschrieben, um so der individuell verschiedenen Leistungsfähigkeit und dem Trainingszustand Rechnung zu tragen. Die Laufzeit wird im einzelnen notiert. Danach legt sich der Proband wieder auf das Ruhebett, es werden sofort und dann in minütlichen Abständen die gleichen Kreislaufwerte gemessen, bis die Ruhewerte mehrmals erreicht worden sind.

Die normale Kreislaufregulation

Bei aufrechter Stellung verhält sich der systolische Blutdruck zum Ruhewert unterschiedlich: er kann ein wenig ansteigen, gleichbleiben oder auch etwas absinken; eine Senkung von 5—10 mm Hg wird beim Normalen öfter beobachtet, eine Senkung von 15 mm Hg wird dagegen schon als Grenzfall gewertet. Die Senkung kann sich im weiteren Verlauf des Stehversuches wieder ausgleichen.

Der diastolische Blutdruck steigt meistens um einige Millimeter, manchmal bleibt er gleich, nur in wenigen Fällen sinkt er ab, steigt aber noch während des Stehens wieder an. Die Pulsfrequenz zeigt eine Zunahme um 10—12

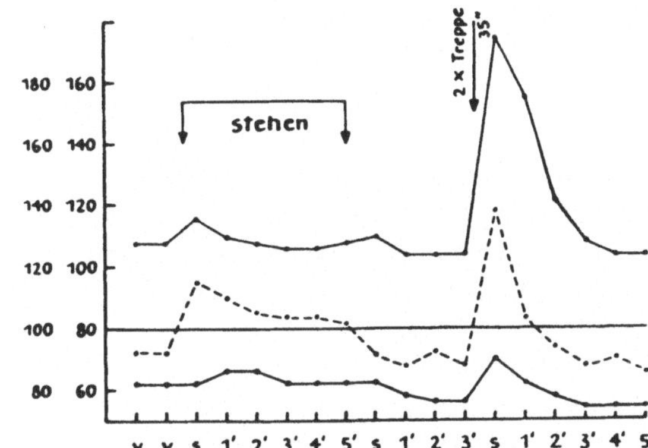

Abb. 10 *Normales Verhalten von Blutdruck (——) und Pulsfrequenz (— — —) bei der Regulationsprüfung nach Schellong (Nach Lüderitz)*

Schläge pro Minute, die Pulsfrequenzzunahme kann bei jüngeren Personen noch höher sein (bis zu 40 Schlägen).

Nach körperlicher Belastung durch Treppensteigen ist die Pulszahl gesteigert und der systolische Blutdruck erhöht, während sich der diastolische Blutdruckwert unterschiedlich verhält.

Das Ausmaß der Herzfrequenzsteigerung nach Körperarbeit hängt im einzelnen vom funktionellen Zustand des Herzens, vom vegetativen Nervensystem und schließlich vom Zustand des Herzmuskels ab. Bei ausgeglichener Kreislaufregulation kehrt die Pulsfrequenz schnell zur Ausgangslage zurück. In gleicher Weise reguliert sich auch der systolische Blutdruck in relativ kurzer Zeit auf die Ausgangslage ein.

Entscheidende Kriterien sind also die Einregulierung der Puls- und Blutdruckwerte auf die Ruhewerte. Aus entsprechenden Abweichungen werden Rückschlüsse auf die Regulationsfähigkeit und Leistungsbreite des Kreislaufs gezogen.

Wenn man alle gemessenen Kreislaufgrößen in ein *Diagramm* einträgt, kann man sich über die vorliegende Regulation schnell orientieren.

Störungen der Kreislaufregulation

1. Im Stehversuch. Zur Beurteilung der Regulationsvorgänge im Stehen wird vorwiegend das Verhalten des systolischen und diastolischen Blutdrucks herangezogen, denn der systolische und diastolische Blutdruck sind in erster Linie vom Minutenvolumen sowie vom peripheren und elastischen Widerstand abhängig. Der Pulsfrequenz wird nach SCHELLONG geringe regulatorische Bedeutung beigemessen.

Dabei wird im einzelnen eine *hypotone* und *hypodyname* Form der Regulationsstörung voneinander unterschieden.

Bei einer *hypotonen* Form findet sich ein stärkeres Absinken des systolischen Blutdrucks, zumeist eine stärkere Erhöhung der Pulsfrequenz, während der diastolische Blutdruck ansteigt.

Klinisch findet man eine hypotone Regulationsstörung bei Menschen mit hochgradigen Krampfadern, Akrozyanose, Gefäßschwäche, bei Rekonvaleszenten vor allem nach Infektionskrankheiten sowie bei Menschen mit hypotonem Symptomenkomplex (häufig Schwindelgefühl, Müdigkeit, Gähnen, Leistungsminderung).

Die *hypodyname* Form ist durch ein Absinken des systolischen und diastolischen Blutdrucks gekennzeichnet, während sich die Pulsfrequenz uncharakteristisch verhält. Sie soll dadurch zustande kommen, daß die Verengerung der Gefäße, die zur Kompensation in aufrechter Stellung notwendig ist, ausbleibt.

Klinisch findet sich die hypodyname Form bei hypophysärer Kachexie und Erkrankungen des Zwischenhirns, bei endogener Magersucht, Diabetes insipidus, Morbus Addison.

2. Im Belastungsversuch. Auch im Belastungsversuch lassen sich nach den Autoren verschiedene Formen der Kreislaufregulation differenzieren.

Bei einer *kardialen* Störung kann sich ein ungenügendes Ansprechen des systolischen Blutdrucks auf die Belastung finden; das Herz hat nicht die Kraft, sein Minutenvolumen so stark zu steigern, daß daraus ein entsprechender Blutdruckanstieg resultiert. Der systolische Blutdruck sinkt unmittelbar nach Belastung ab und steigt erst nach zwei Minuten etwas höher, um dann längere Zeit erhöht zu bleiben. Der verzögerte Abfall des systolischen Blutdrucks zeigt an, daß eine Sauerstoffschuld entstanden ist, die das geschwächte Herz nur allmählich abtragen kann. Die Pulsfrequenz ist dann als Kompensationsvorgang beschleunigt (Abb. 11).

Bei einer *nervösen* Regulationsstörung findet sich unmittelbar nach Belastung ein unruhiger Kurvenverlauf der Puls- und Blutdruckwerte. Dabei kann der systolische Blutdruck längere Zeit erhöht bleiben. Im Stehversuch wird bei

Abb. 11　*Kardiale Störung*
(nach LÜDERITZ)

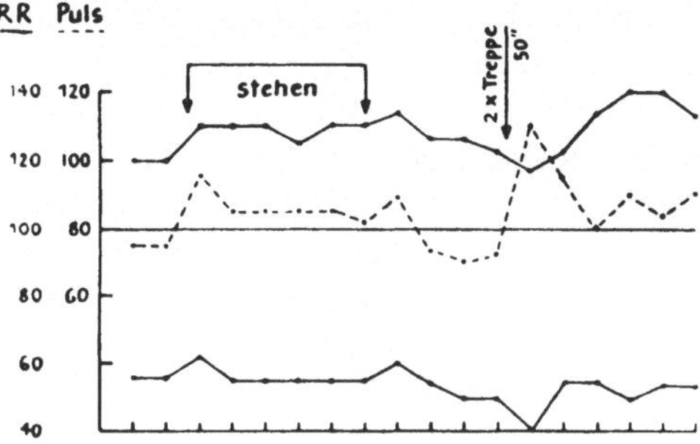

diesen Probanden gleichfalls eine unregelmäßige Schwankung von Pulsfrequenz und Blutdruck nachweisbar sein. Auch können die Frequenz- und Blutdruckanstiege ausgeprägter als im Durchschnittsverhalten sein.

Bei *hypertonen Kreislaufregulationsstörungen* findet sich in der Reaktion nach Belastung eine stärkere, anhaltende Steigerung des systolischen Blutdruckwertes und ein stärkerer Anstieg des diastolischen Blutdruckwertes. Als Ursache muß ein ungenügender Abfall des peripheren Widerstandes angenommen werden.

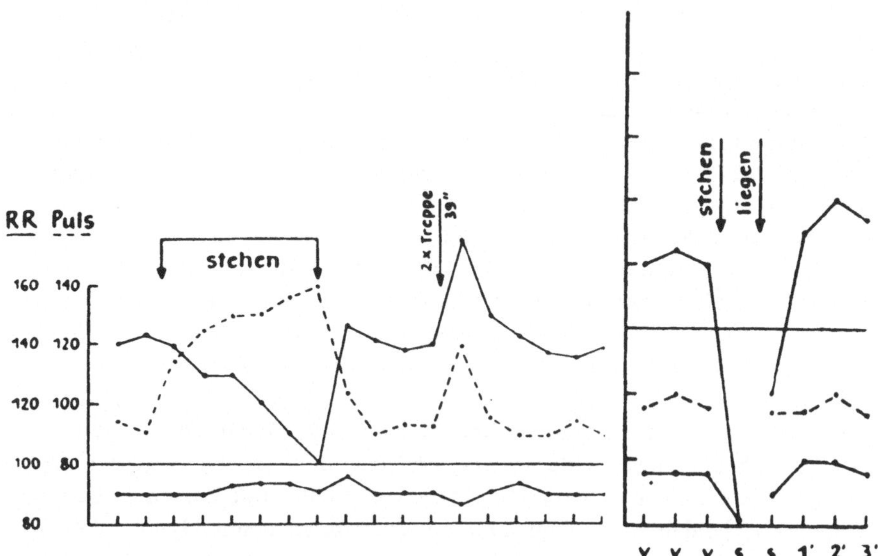

Abb. 12　*Arterielle und venöse Störungen im Stehversuch (nach* LÜDERITZ)

Durch die Koppelung zweier Funktionsproben, der Prüfung im Stehen und nach Belastung, bietet die Schellongsche Regulationsprüfung die Möglichkeit, Kreislaufregulationsstörungen aufzudecken und diese in gewisser Hinsicht in verschiedene Formen zu differenzieren.

Es ist aber einschränkend zu betonen, daß man aus dem Ergebnis der Funktionsprüfung nicht direkt auf eine bestimmte Krankheit schließen kann, daß auch die Rückschlüsse, die auf das Minutenvolumen des Herzens, auf den peripheren Gefäßwiderstand usw. gezogen werden, nur unter großem Vorbehalt möglich sind. Gewiß werden manche der Folgerungen, die von den Autoren im Einzelfall gezogen werden, zu Recht bestehen, andererseits werden sich jedoch aus auffälligen Kurvenverläufen nur mit Vorbehalt derartige Rückschlüsse in jedem Falle ziehen lassen.

Ein wichtiger Nachteil ist der, daß die Arbeitsleistung nicht hinreichend exakt definiert ist, es wird lediglich davon gesprochen, daß sich der Patient anstrengen soll. Auch das Tempo der Treppenbesteigung ist nicht festgelegt, sondern gleichfalls weitgehend der Untersuchungsperson überlassen. Auf diese Weise sind Vergleiche nicht möglich, da mehrere Personen die Belastung ganz unterschiedlich absolvieren.

Es ist auch einleuchtend, daß bei unterschiedlichem Anstrengungsgrad die Reaktionen von Pulsfrequenz und Blutdruck unterschiedlich sein müssen. So fehlen in den Publikationen der Autoren genaue Kreislaufdaten, es wird lediglich von einem starken Pulsfrequenzanstieg oder einer stärkeren Blutdruckerhöhung gesprochen. Die fehlende Standardisierung scheint ein *Nachteil* des Untersuchungsverfahrens zu sein, da so der subjektiven Beurteilung ein zu großer Spielraum gelassen wird.

Aus diesem Grunde ist man immer mehr dazu übergegangen, standardisierte Kreislauftests zu schaffen, wobei die Belastung entweder in Form eines Steptests oder besser noch am Ergometer durchgeführt wird, da dann genaue reproduzierbare Bedingungen geschaffen werden können.

Im Stehen beschränkt sich die Prüfung der Kreislauffunktion auf eine 5—8minütige Überprüfung, die besser auf 10—12 Minuten ausgedehnt werden sollte, da dann sog. Spätreaktionen besser erfaßt werden können. Die Untersuchung auf einem *Kipptisch* hat den Vorteil, daß muskuläre Anspannungen reduziert werden.

Die Einteilung in eine hypotone bzw. hypodyname Regulationsstörung hat Widerspruch ausgelöst. Beide Formen stellen einmal keinen Gegensatz dar, die eine ist auch nicht als Steigerungsform der anderen aufzufassen. Es besteht vielmehr bei beiden Formen eine gewisse Altersabhängigkeit. Hypotone Kreislaufregulationsstörungen finden sich mehr bei jungen Menschen, während die hypodyname Form im höheren Lebensalter dominiert. Man hat daher beide

Bezeichnungen durch den Ausdruck der orthostatischen Labilität bzw. Insuffizienz zu ersetzen versucht. In Kap. II D, S. 56 wird diese Bezeichnung für orthostatische Veränderungen im Stehversuch eingehend erläutert.

Zusammenfassend kann die Schellongsche Kreislaufregulationsprüfung in mancher Hinsicht Aussagen über die Kreislaufregulation ermöglichen. Sie ist leicht anwendbar und hat den weiteren Vorteil des geringen apparativen Aufwandes. Sie wird daher in der Hand des praktischen Arztes sicherlich *die* Kreislauffunktionsprüfung bleiben. Für differenzierte Auskünfte wird man jedoch erweiterte Funktionsprüfungen vornehmen, die sich mehr oder weniger aus der Schellongschen Prüfung entwickelt haben.

Literatur

Lüderitz, B.: Kreislaufregulationsprüfung in der ärztlichen Praxis, Hippokrates 35 (1964) Nr. 8, S. 302–310
Lüderitz, B.: Regulationsprüfungen des Kreislaufs, ihre Möglichkeiten und Grenzen, Nauheimer Fortbildungslehrgänge Bd. 20, Darmstadt 1955
Moeller, J.: Der normale Blutdruck, Med. Klin. 58 (1963) Nr. 36, S. 1449–1453
Schellong, F.: Regulationsprüfung des Kreislaufs, 2. neubearb. Aufl. von Lüderitz, B. Darmstadt 1954

C. Die Kreislauffunktionsprüfung nach Schneider

Schneider hat versucht, in ähnlicher Weise wie *Schellong* eine Regulationsprüfung zu entwickeln, die sich aus mehreren Komponenten zusammensetzt. Dabei wird das Ergebnis im einzelnen nach Punkten bewertet.

Im ersten Untersuchungsgang wird die Kreislaufregulation im Liegen bewertet, niedrige Pulsfrequenzen erhalten eine hohe Punktzahl, höhere entsprechend weniger. Sodann wird die Pulsfrequenz im Stehen gemessen und die Differenz zwischen der Pulszahl im Stehen und Liegen bewertet. Schließlich wird die Änderung des Blutdruckverhaltens in liegender und stehender Stellung miteinander verglichen.

In einem weiteren Untersuchungsgang erfolgt eine Arbeitsbelastung durch Besteigen eines 45 cm hohen Stuhles fünfmal in jeweils 15 Sekunden. Unmittelbar nach Ende der Belastung wird die Pulsbeschleunigung bewertet, eine hohe Pulszahl wird schlechter benotet als eine mäßige Pulsfrequenzbeschleunigung.

Schließlich wird die Zeitdauer in stehender Stellung bis zum Rückgang des Pulses zur Norm in stehender Stellung ermittelt.

Die *Wertungsskala* ergibt sich nach folgender Aufschlüsselung:

1. Pulszahl nach 5 Min. in liegender Stellung

Pulszahl	Punkte
50–70	3
71–80	2
81–90	1
91–100	0
101–110	− 1

2. Pulsmessung 2 Min. nach aufrechter Stellung

Pulszahl	Punkte
60–80	3
81–90	2
91–110	1
111–130	0
131–140	− 1

3. Die Differenz zwischen Pulszahl im Stehen und Liegen wird berechnet

Pulszahl liegend	Pulsfrequenzvermehrung nach Aufstehen				
	0–10	11–18	19–26	27–34	35–42
50–60	3	3	2	1	0
61–70	3	2	1	0	− 1
71–80	3	2	0	− 1	− 2
81–90	2	1	− 1	− 2	− 3
91–100	1	0	− 2	− 3	− 3
101–110	0	− 1	− 3	− 3	− 3

4. Änderung des systolischen Blutdrucks in liegender und stehender Stellung

	Punkte
Erhöhung um 8 mm und mehr	3
Erhöhung bis 7 mm	2
keine Erhöhung	1
Senkung bis 5 mm	0
Senkung von 6 mm und mehr	− 1

5. Belastung durch Besteigung eines 45 cm hohen Stuhles fünfmal in 15 Sek.
Danach Feststellung der Pulszahl sofort nach der Übung

Pulszahl	Beschleunigung sofort nach der Übung				
	0–10	11–20	21–30	31–40	41–50
60–70	3	3	2	1	0
71–80	3	2	1	0	0
81–90	3	2	1	0	−1
91–100	2	1	0	−1	−2
101–110	1	0	−1	−2	−3
111–120	1	−1	−2	−3	−3
121–130	0	−2	−3	−3	−3
131–140	3	0	0	0	0

6. Die Zeitdauer bis zum Rückgang des Pulses zur Norm in stehender Stellung

Sekunden	Punkte
0–60	3
61–90	2
91–120	1

Ist nach 2 Min. der Puls noch nicht zum Ausgangswert zurückgekehrt, so werden beim Überschreiten des Ausgangswertes von 2–10 Schlägen 0 Punkte gegeben, was darüber liegt, bis zu −1 Punkt.

Beurteilung

Diese Probe hat den Vorteil, daß sie dem Untersucher eine Endzahl angibt, die aus vielen Einzelzahlen zusammengesetzt ist. Weiterhin ergibt sie bei Kontrolluntersuchungen gut übereinstimmende Werte. Als Beurteilungskriterien gelten folgende Werte:

sehr gute Leistungsfähigkeit	17–18 Punkte
gute Leistungsfähigkeit	14–16 Punkte
genügende Leistungsfähigkeit	8–13 Punkte
geringe Leistungsfähigkeit	7 und weniger Punkte

Die Belastung ist jedoch nur gering und stellt keine besonderen Anforderungen an den Kreislauf. Der Stehversuch ist zeitlich zu begrenzt, so daß man lediglich eine *Momentaufnahme* erhält, die nur unvollkommene Einblicke in die Kreislaufregulation zuläßt.

Man erhält mit Hilfe des Schneider-Tests lediglich einen gewissen Einblick in die vorliegende Kreislaufregulation und die Anpassungsweise des peripheren Kreislaufs gegenüber Arbeit und Lagewechsel. Die Verwendung des Schneider-Tests ist eingeschränkt durch die überwiegende Erfassung von Meßwerten aus der Ruhephase, durch die für einen gesunden, leistungsfähigen Menschen zu geringe Belastung im Arbeitsversuch und durch die einmalige Messung von Pulsfrequenz und Blutdruck im Stehen, die den Verlauf der Kreislaufregulation nur an einem Punkt beurteilt. Bei Reihenuntersuchungen ist die genannte Funktionsprüfung durchaus zu empfehlen, die genauere Differenzierung der Kreislaufregulation erfordert jedoch eine subtilere Untersuchungsmethodik.

Literatur

Lehmann, G.: Das physische Leistungsvermögen des Menschen. Handbuch der gesamten Arbeitsmedizin, Bd. 1: Arbeitsphysiologie, Berlin 1961
Schneider, E. C.: Physiology of muscular activity, Philadelphia 1939

D. Untersuchungen zur Erfassung der orthostatischen Toleranz

Die orthostatische Toleranz eines Menschen gegenüber Lagewechsel läßt sich durch Untersuchungen auf einem *Kipptisch* in einer Modifikation des Schellongschen Stehversuches am sichersten erfassen. Der Gebrauch eines Kipptisches hat den Vorteil, daß auf ihm Lageveränderungen relativ schnell und einfach durchführbar sind und die verschiedenen Kreislaufgrößen ohne technische Schwierigkeiten zu registrieren sind, da die muskuläre Anspannung bei der passiven Haltung fortfällt. Voraussetzung ist jedoch eine genügend lange Registrierung der einzelnen Kreislaufgrößen: *der Pulsfrequenz, des systolischen wie diastolischen Blutdrucks.* Von zusätzlichem Nutzen ist außerdem die Aufnahme eines *Elektrokardiogrammes* in den Extremitäten- wie Brustwandableitungen.

Indikation

Eine Untersuchung auf orthostatische Toleranz sollte vorgenommen werden, wenn in der Anamnese Klagen über Schwindelerscheinungen, Mattsein, Neigung zu Ohnmachten etc. geäußert werden. Schwarzsehen vor den Augen, schnelle Erschöpfbarkeit, Nachlassen der Leistungsfähigkeit, Verdacht auf das Vorliegen einer Regulationsstörung bilden weitere Anhaltspunkte.

Methodik

Der Kipptisch wird in die Horizontallage gebracht, der Proband besteigt den Tisch, dabei wird das Kopfteil so verstellt, daß er entspannt liegen kann. Zur

Sicherung wird er mit einem verstellbaren Gurt in Höhe des Beckenkammes angeschnallt.

Die Pulsfrequenz kann palpatorisch, fotoelektrisch oder mit Hilfe des EKG bestimmt werden, für die Blutdruckmessung genügt ein Erkameter, das am zweckmäßigsten auf einem beweglichen Ständer montiert wird (siehe Abb. 9, S. 45). Das EKG sollte in den Standardableitungen I, II, III und wenn möglich in den Brustwandableitungen V_{4-6} registriert werden. Die sonst üblichen Ableitungen (aV und V_{1-3}) sind nur bei besonderer Indikation notwendig, sie haben sich bei Routineuntersuchungen als entbehrlich erwiesen.

Die Anlage der Brustwandelektroden erfolgt zweckmäßigerweise mit *Klebeelektroden*.

Pulsfrequenz und Blutdruck werden zunächst in Ruhelage mehrfach registriert, bis eine Konstanz der Ruhewerte eingetreten ist. Es genügt eine einmalige Registrierung des EKG in den genannten Ableitungen.

Sodann wird der Kipptisch in die senkrechte Stellung gebracht; sofort nach Lagewechsel und in minütlichem Abstand werden die genannten Kreislaufgrößen bestimmt und die erhaltenen Werte in ein Formblatt eingetragen. Die Benutzung eines Mehrfachschreibers hat den Vorteil, daß die Untersuchung von einer Hilfsperson durchgeführt werden kann. Die Untersuchungsdauer sollte 10 Minuten betragen, beim Auftreten von Kollapserscheinungen muß die Untersuchung natürlich früher beendet werden.

Ist der Stehversuch beendet, wird der Kipptisch wieder in die Horizontallage gebracht, bei besonderen Fragestellungen, z. B. Fliegertauglichkeitsuntersuchungen, kann das Untersuchungsprogramm erweitert werden.

So können je nach Fragestellung die genannten Kreislaufgrößen in linker oder rechter *Seitenlage* sowie in *Kopftieflage* (-45^0) bestimmt werden. In diesen Positionen ist eine Registrierung nach 30 Sekunden minütlich oder in beliebigen Zeitabständen möglich.

Beurteilung

Auf Grund der Veränderungen des Puls- und Blutdruckverhaltens im aufrechten Stand gegenüber der Ruhelage läßt sich ein charakteristisches Kreislaufverhalten voneinander abgrenzen. Entscheidende Faktoren sind dabei die absolute und relative Höhe der Pulsfrequenz im Stehversuch, das Verhalten des systolischen und diastolischen Blutdrucks sowie der Blutdruckamplitude. Auf Grund bestimmter Kriterien läßt sich dabei ein Kreislaufverhalten voneinander abgrenzen, das als orthostatisch *stabil*, orthostatisch *labil* oder orthostatisch *insuffizient* bezeichnet werden kann.

Wir ziehen diese von BREHM und WEZLER gegebene Einteilung der von

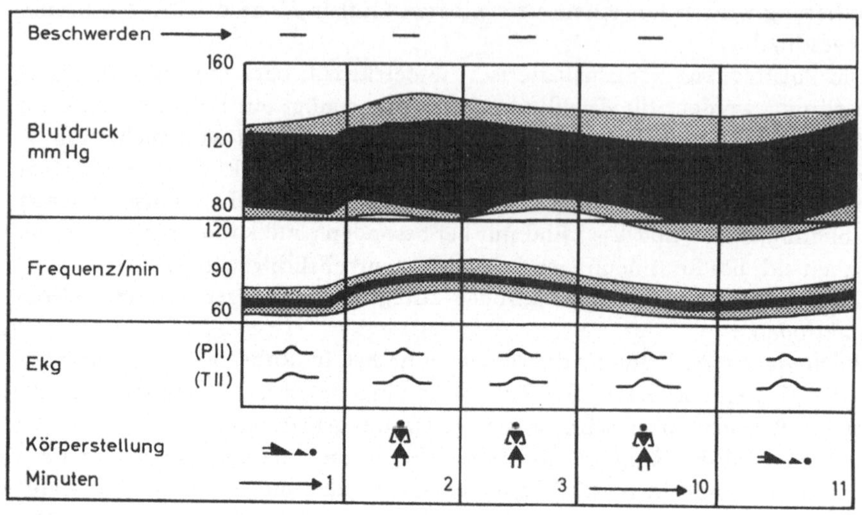

Abb. 13   *Verhalten von Pulsfrequenz und Blutdruck
bei verschiedener Körperstellung. Schematische Darstellung nach Delius*

*oben: ausgeglichenes Kreislaufverhalten
unten: orthostatische Labilität*

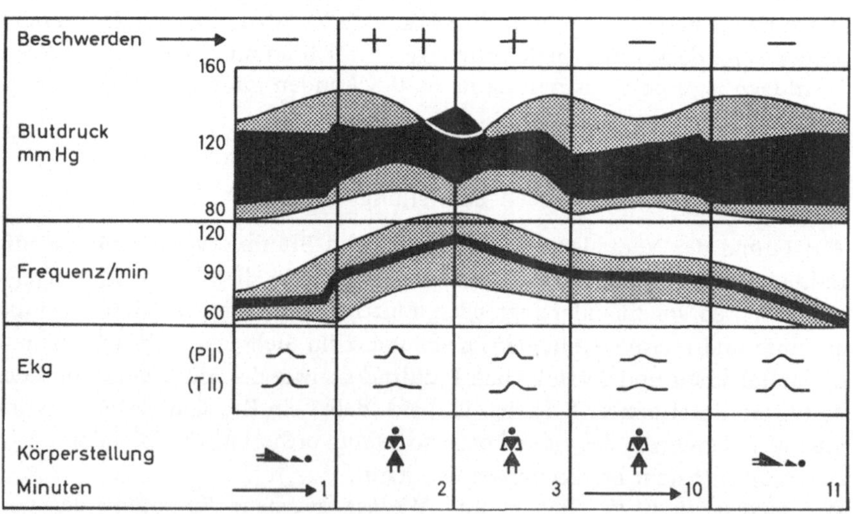

SCHELLONG vor, der eine »hypotone« bzw. »hypodyname« Form der Regulationsstörung voneinander abgrenzte.

Eine *hypotone* Regulationsstörung ist dabei im Stehversuch durch einen stärkeren Abfall des systolischen Blutdruckwertes bei stärkerem Anstieg des diastolischen Blutdrucks charakteristisch, die Blutdruckamplitude engt sich somit deutlich ein, während die Pulsfrequenz sich uneinheitlich verhalten kann.
Als *hypodyname* Form der Regulationsstörung wird ein gleichzeitiges Absinken des systolischen wie diastolischen Blutdruckwertes im Stehversuch bezeichnet. Ursprünglich wurde diese Form der Regulationsstörung als krankhafte Reaktion bei zentralen Erkrankungen gewertet, eine Auffassung, die sich jedoch nicht mehr aufrechterhalten läßt.
Beide Formen der Regulationsstörungen lassen jedoch eine gewisse Altersgebundenheit erkennen, die sog. hypotone Form ist in der Jugend häufiger, während die hypodyname Form mehr in den späteren Lebensabschnitten überwiegt.

Die Bezeichnungen »hypoton« und »hypodynam« stellen begrifflich keine Gegensätze dar noch ist die eine als Steigerung der anderen aufzufassen. Sie können zu Fehlschlüssen führen und sollten daher vermieden werden. Die oben vorgeschlagenen Bezeichnungen stellen dagegen eine gewisse *Graduierung* dar und erlauben eine Klassifizierung des Kreislaufbefundes nach bestimmten Kriterien. Ergänzt und erweitert wird diese Einteilung durch die Beurteilung des *Steh-EKG,* die gleichfalls nach festumrissenen Kriterien vorgenommen werden kann.

Die Beurteilung des Puls- und Blutdruckverhaltens

Bei einem *orthostatisch stabilen Kreislauf* finden sich im Stehversuch nur geringfügige Veränderungen der einzelnen Kreislaufgrößen.
Im Regelfall kommt es beim Übergang von der waagerechten zur aufrechten Stellung zu einem Absinken des systolischen Blutdruckwertes um 5—15 mm Hg, der diastolische Blutdruckwert kann sich um die gleichen Beträge erhöhen. Daraus resultiert eine Verkleinerung der Blutdruckamplitude. Diese Verkleinerung führt zu Amplituden von 30—40 mm Hg, Werte, die groß genug sind, um die durch die Lageänderung bedingten *Blutvolumenverschiebungen* aufzufangen. Im weiteren Verlauf des Stehversuches bleiben systolischer wie diastolischer Blutdruckwert mit nur geringfügigen Schwankungen auf annähernd gleichem Niveau. Die Pulsfrequenz erhöht sich beim Lagewechsel um durchschnittlich 5—15 Schläge und stellt sich im weiteren Verlauf des Stehversuches auf ein gleichmäßiges Niveau ein. Relativ auf die Ruhewerte bezogen, erhöht sich die Pulsfrequenz im aufrechten Stand um 10—15%, die absoluten Frequenzwerte übersteigen 100 Schläge pro Min. nicht.

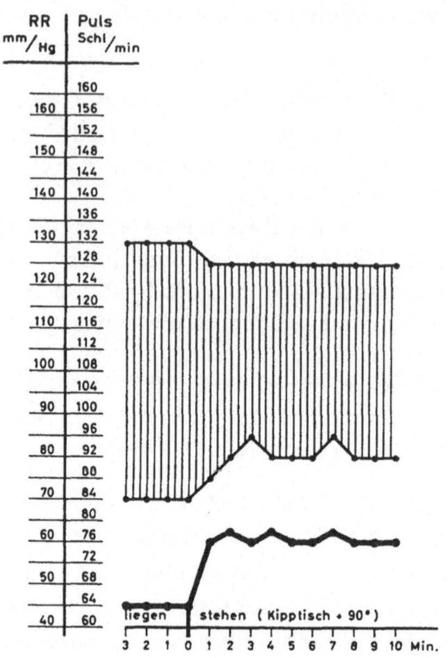

Abb. 14   *Ausgeglichenes Verhalten von Pulsfrequenz im Stehversuch*

Von diesem skizzierten Normalverhalten finden sich individuelle Abweichungen: So kann im Einzelfall der systolische wie diastolische Blutdruck im Stehen keine Abweichungen gegenüber dem Ruhewert aufweisen, der systolische Blutdruck kann sogar im Stehversuch etwas ansteigen. Am uneinheitlichsten ist das Verhalten des diastolischen Blutdruckwertes, der sich vor allem in der Übergangsphase vom Liegen zum Stehen stärker erhöhen, dann aber im Verlauf des Stehversuches normalisieren kann.

Entscheidende Kriterien für den Begriff der orthostatischen Stabilität sind die *genügende Weite der Blutdruckamplitude* und der nur *geringfügige Anstieg der Pulsfrequenz.*

Stärkere Schwankungen des systolischen und diastolischen Blutdruckwertes sowie der Pulsfrequenz charakterisieren im Stehversuch den *orthostatisch labilen Kreislauf.* Die Pulsfrequenz erhöht sich gegenüber der Ausgangslage stärker, es können absolute Pulszahlen um 110—130 Schl./Min. gemessen werden, außerdem wechseln die Pulswerte von Minute zu Minute stärker, die Pulskurve ist unruhig und unstabil.

Schwankungen der Blutdruckwerte führen zu einer stärkeren Verkleinerung der Blutdruckamplitude, die sich bis auf 10 mm Hg einengen kann. Sie wird vor allem durch ein stärkeres Abfallen des systolischen Blutdruckwertes hervorgerufen, aber auch der diastolische Blutdruck kann stärker ansteigen und zu einer derartigen Einengung der Blutdruckamplitude führen, daß man von einer *hyperdiastolischen* Regulationsstörung sprechen kann.

Der Begriff der *orthostatischen Insuffizienz* beinhaltet eine Verkleinerung der Blutdruckamplitude unter 10 mm Hg, stärkere und unregelmäßige Schwankungen der einzelnen Blutdruckgrößen, extreme Erhöhungen und Anstiege der Pulsfrequenz oder das Auftreten von Kollapserscheinungen. Letztere können so schnell auftreten, daß sie sich nicht mehr in einem charakteristischen Verhalten der einzelnen Kreislaufgrößen widerspiegeln.

Die orthostatische Insuffizienz ist also eine *Steigerungsform* der orthostatischen Labilität. Beide Formen lassen sich zu klinischen Symptomen in Beziehung setzen. Diese Einteilung berücksichtigt nicht die Mechanismen, die im einzelnen zum Befund einer Regulationsstörung oder zum Kreislaufversagen führen. Ein solcher Nachweis wäre mit Hilfe einer Bestimmung von Pulsfrequenz und Blutdruck nicht möglich, sondern würde die Bestimmung weiterer Kreislaufgrößen voraussetzen.

Die Möglichkeiten des Pulsfrequenz- und Blutdruckverhaltens, die zur Beurteilung des besprochenen Kreislaufverhaltens führen, sind auf den nächsten Seiten dargestellt.

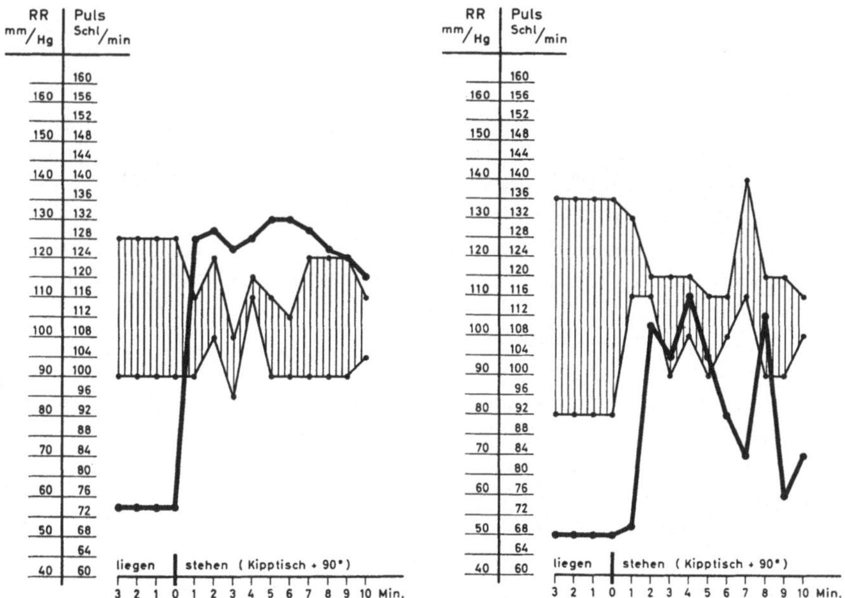

Abb. 15 *Abweichendes Puls- und Blutdruckverhalten im Sinne einer orthostatischen Labilität*

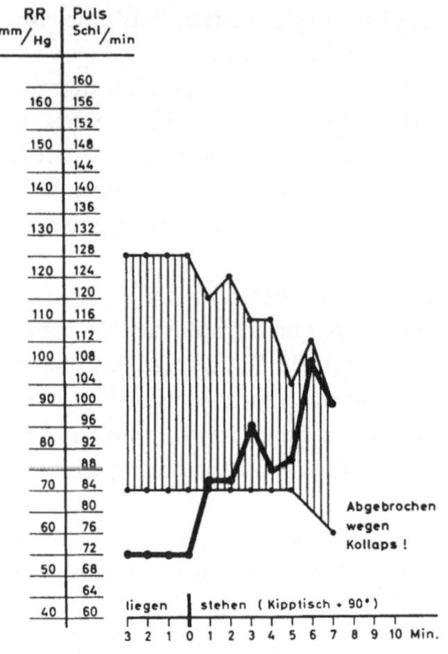

Abb. 16   *Abweichendes Puls- und Blutdruckverhalten im Sinne einer orthostatischen Insuffizienz*

Möglichkeiten des Puls- und Blutdruckverhaltens im Stehversuch

1. Ausgeglichenes Verhalten von Pulsfrequenz und Blutdruck im Stehversuch

2. Absinken des systolischen Blutdruckes, Ansteigen des diastolischen Blutdruckes bei noch ausreichender Blutdruckamplitude im Stehversuch
   a) bei ausgeglichenem Pulsfrequenzverhalten
   b) bei erhöhter Pulsfrequenz

3. Stärkere Schwankungen des systolischen und diastolischen Blutdruckwertes bei noch ausreichender Blutdruckamplitude (Einengung der Blutdruckamplitude bis auf 15 mm Hg)
   a) bei ausgeglichenem Pulsfrequenzverhalten
   b) bei erhöhter Pulsfrequenz

4. Stärkeres Absinken des systolischen und Anstieg des diastolischen Blutdruckwertes bei Verkleinerung der Blutdruckamplitude unter 10 mm Hg im Sinne einer hypotonen Kreislaufregulationsstörung
   a) bei ausgeglichenem Pulsfrequenzverhalten
   b) bei erhöhter Pulsfrequenz
   c) bei starken Pulsfrequenzschwankungen

5. Stärkerer Anstieg des diastolischen Blutdruckwertes im Stehversuch bei ausgeglichenem systolischen Blutdruckverhalten (sog. hyperdiastolisches Blutdruckverhalten)

a) bei ausgeglichener Pulsfrequenz
b) bei erhöhter Pulsfrequenz

6. Absinken des systolischen und diastolischen Blutdruckwertes im Sinne einer »hypodynamen Regulationsstörung«
   a) bei ausgeglichenem Pulsfrequenzverhalten
   b) bei erhöhter Pulsfrequenz
   c) bei bradykarder Pulsfrequenz

7. Die Untersuchung konnte nicht zu Ende geführt werden, da der Patient kollabierte

Beurteilungskriterien
Orthostatische Stabilität: 1, 2a, noch 3a
Orthostatische Labilität: 2b, 3b, 4a–c, 5a–6
Orthostatische Insuffizienz: 6a+b+c, 7

UNTERSUCHUNGSSCHEMA

Die Beurteilung der orthostatischen Toleranz im Kipptischversuch

Institut oder Klinik

Name:	Vorname:	Alter:	Gewicht:

Weitere Angaben zur Person und zum klinischen Befund:

Horizontal-lage	Puls Schl/Min	Blutdruck mm Hg	EKG
	74	130/85	normaler Stromverlauf
	76	125/85	normaler Stromverlauf
	74	125/85	normaler Stromverlauf

Kipptisch 90⁰	Puls	RR	EKG	Kipptisch 90⁰	Puls	RR
1. Minute	108	110/95		7. Minute	114	110/100
2. Minute	108	110/95		8. Minute	118	115/100
3. Minute	96	115/100		9. Minute	122	110/95
4. Minute	102	110/100		10. Minute	124	110/105
5. Minute	106	110/100		11. Minute	—	—
6. Minute	102	110/95		12. Minute	—	—

Ermittelte Werte:
EKG-Werte: Pulsfrequenz 74 Schl./Min. Blutdruck 125/85 mm Hg
Mittelwerte
im Stehen: Pulsfrequenz Schl./Min. Blutdruck mm Hg
Höchstwerte
der Pulsfrequenz: 124 Schl./Min. Verkleinerung der Blutdruckamplitude auf 110/105 mm Hg

Fortsetzung ▶

▶ *Fortsetzung des Untersuchungsschemas*

Elektrokardiogramm:

Ruhelage:	normaler Stromverlauf
Stehversuch:	deutliche Senkung von ST in Abl. II–III, stärkere Rechtsdrehung der elektrischen Herzachse nach rechts, Abflachung von T in Abl. II, $V_5 + _6$, Inversion eines positiven T_{III}
Beurteilung:	Erhöhung der Pulsfrequenz, Absinken des systolischen, Anstieg des diastolischen RR-Wertes. Starke Einengung der Blutdruckamplitude auf 5 mm Hg. Deutliche orthostatische EKG-Veränderungen

Zusammenfassendes Urteil: Orthostatische Labilität – Übergang zur orthostatischen Insuffizienz

---

Das Steh-EKG

Registriert man während des Stehversuches gleichzeitig das Elektrokardiogramm, lassen sich die Aussagen über die Beurteilung der Kreislauffunktion, die mit Hilfe der Pulsfrequenz und des Blutdrucks gewonnen werden, erweitern und ergänzen.

Auch das Elektrokardiogramm kann bei Lageänderungen insbesondere eine Veränderung der *Formverhältnisse* aufweisen, deren Ausmaß zur Beurteilung herangezogen werden kann.

Normalerweise kommt es im Stehen zu einer Zunahme der Herzfrequenz, zu einer Drehung der elektrischen Herzachse nach rechts, zu einer Amplitudenzunahme der P-Zacke in Ableitung II und III und Abflachung der T-Zacke in den gleichen Ableitungen. Die QT-Dauer kann sich relativ verlängern. Aus dem Ausmaß der Abflachung der T-Zacke in Abl. II, die bis zu einer Inversion eines positiven T in ein negatives T reichen kann, ist eine Graduierung der EKG-Veränderungen möglich.

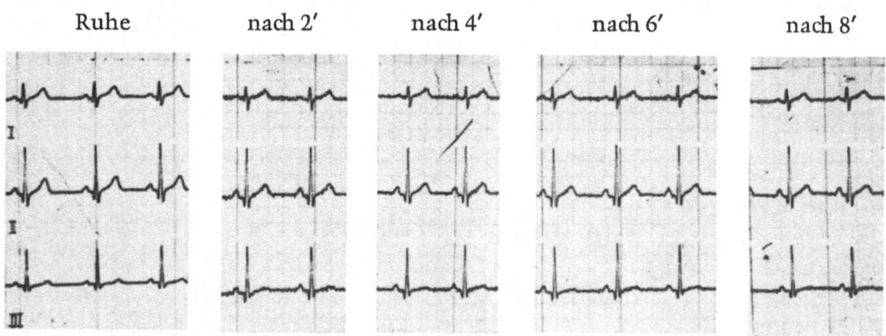

Abb. 17 *Ausgeglichenes Puls- und Blutdruckverhalten im Stehversuch (orthostatische Stabilität)*

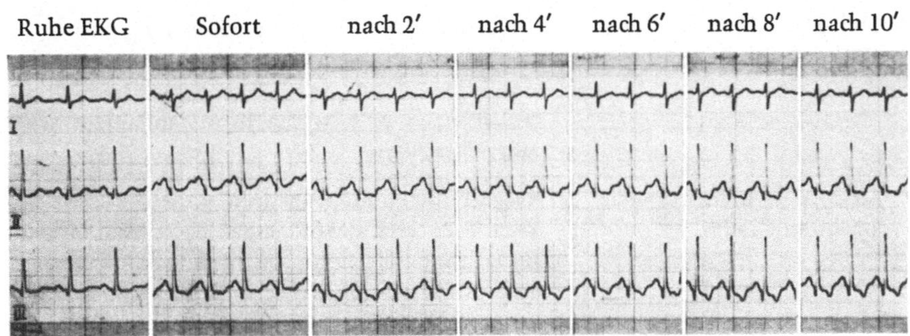

Abb. 18   *Orthostatische Regulationsstörung im Elektrokardiogramm*

Nach SCHMIDT-VOIGT wird eine Abflachung eines in Ruhe positiven T II als leichte elektrokardiographische Reaktion, die Umwandlung eines in Ruhe positiven bzw. flachpositiven T in Ableitung II in ein negatives T als stärkere elektrokardiographische Reaktion bezeichnet.

Da beim Auftreten dieser Veränderungen deutliche Beziehungen zum EKG-Typ bestehen und diese vorwiegend beim Rechtstyp auftreten, halten wir das Auftreten entsprechender Veränderungen in den *Brustwandableitungen* V 4—6 für bedeutungsvoller.

Charakteristisch für abweichende EKG-Reaktionen sind Schwankungen der T-Zacken, wobei Abflachungen, Auftreten einer T-Negativität miteinander abwechseln können, besonders bei minütlicher Registrierung ergibt sich dabei oft ein buntes, stark abwechselndes EKG-Bild.

Die ST-Strecke kann dabei mehr oder weniger gesenkt sein. Die dabei möglichen Form- und Zeitveränderungen führen zu EKG-Veränderungen unterschiedlichen Stärkegrades, wie sie nachfolgend aufgeführt sind.

Beurteilungskriterien des EKG im Stehversuch

1. Normales Steh-EKG   = keine wesentlichen Form- und Zeitveränderungen des Steh-EKG gegenüber den Ruheableitungen

2. Steh-EKG-Veränderungen geringen Grades   = Abflachung von T bzw. von T in V_{5+6} geringe Senkung von ST in den Extremitätenableitungen $(-0,22 \text{ mV})$

3. Steh-EKG-Veränderungen mittleren Grades   = Abflachung bzw. Inversion eines positiven T_{II} und T_{III}, Abflachung bzw. Negativität eines in Ruhe positiven T in V_{5+6} und stärkere Senkung von ST in den Extremitätenableitungen

4. Steh-EKG-Veränderungen = Inversion eines in Ruhe positiven T_{II} und T_{III}.
   stärkeren Grades   Negativität eines in Ruhe positiven T in V_{5+6}.
                            Stärkere Senkung von ST in den Extremitäten-
                            ableitungen und in den Brustwandableitungen
                            über 0,5 mV

5. Steh-EKG-Veränderungen = Negativität in allen in Ruhe positiven bzw. fla-
   stärksten Grades   chen T-Zacken, sowohl in den Extremitäten- und
                            Brustwandableitungen. Stärkere Senkung von ST
                            in den Extremitäten und Brustwandableitungen

Die Beurteilung des EKG-Befundes sollte im übrigen nicht isoliert erfolgen, sondern im Rahmen des klinischen Befundes. Zweifellos hat man die Bedeutung des Steh-EKG früher überbewertet und zu große Konsequenzen aus einem abweichenden EKG-Befund abgeleitet.

Das Auftreten von Potentialänderungen ist zum EKG-Typ und zum Lebensalter der Untersuchungsperson in Beziehung zu setzen.

Ferner ist zu berücksichtigen, daß Veränderungen im Blutdruckverhalten nicht immer mit entsprechenden EKG-Veränderungen parallel zu gehen pflegen. Ein abweichendes Puls- und Blutdruckverhalten braucht sich im EKG durchaus nicht in entsprechenden EKG-Veränderungen widerzuspiegeln, wie umgekehrt abweichende EKG-Veränderungen nicht mit entsprechenden Puls- und Blutdruckveränderungen einherzugehen brauchen. Es kann daher dem EKG nur die Bedeutung einer *Zusatzuntersuchung* zukommen, allzu große Rückschlüsse aus einem pathologischen EKG-Verhalten sollten nicht gezogen werden. Die Mitregistrierung von Brustwandableitungen vermag hier eine weitgehendere Sicherheit zu geben als die alleinige Registrierung der Extremitätenableitungen.

Bei der elektrokardiographischen Registrierung in *Seiten-* oder *Kopftieflage* (—45°) kommt es physiologischerweise zu einer mehr oder weniger ausgeprägten Verlangsamung des Grundrhythmus bei nur geringer Veränderung der Form- und Zeitverhältnisse.

Diese Untersuchung dient insbesondere zur Provokation von Rhythmusstörungen, es kann zu einem Wechsel in der Schrittmacherfunktion kommen, abnorm ist das Auftreten von Extrasystolen polytopen Reizursprungs sowie schweren Rhythmusstörungen.

Literatur

Lüderitz, B.: Kreislaufregulationsprüfung in der ärztlichen Praxis. Hippokrates 35 (1964) Nr. 8, S. 301—310
Lüderitz, B.: Regulationsprüfung des Kreislaufs, ihre Möglichkeiten und Grenzen. Nauheimer Fortbildungslehrgänge Bd. 20, Darmstadt 1955

Moeller, J.: Der normale Blutdruck. Med. Klin. 58 (1963) Nr. 36, S. 1449–1453
Schellong, F.: Regulationsprüfung des Kreislaufs. 2., neubearb. Aufl. von Lüderitz, B. Darmstadt 1954

E. Das Verhalten von Pulsfrequenz und Blutdruck bei dosierter Ergometerbelastung

Die Bestimmung der Pulsfrequenz, des systolischen und diastolischen Blutdrucks während einer definierten Ergometerbelastung ermöglicht eine Erfassung der Regulationsweise des peripheren Kreislaufs.

Man erhält einen Hinweis auf die Regulationsökonomie, vermag eine hypertone bzw. hypotone Kreislaufregulation abzugrenzen und kann die Leistungsbreite des Kreislaufs hinreichend genau definieren. Die Bestimmung der genannten Kreislaufgrößen während einer definierten Arbeitsbelastung ist unseres Erachtens eine Funktionsprüfung, der großer Aussagewert zukommt.

Apparative Voraussetzungen

Zur Durchführung der Pulsfrequenz- und Blutdruckbestimmung während Arbeitsbelastung werden ein geeignetes Ergometer, ein Blutdruckmeßgerät und evtl. ein fotoelektrischer Pulsfrequenzzähler benötigt. Die handelsüblichen Ergometer erfüllen durchaus die an die Funktionsprüfung gestellten Voraussetzungen. Es empfiehlt sich die Durchführung der Ergometerarbeit in sitzender oder liegender Stellung, da bei Handkurbelarbeit eine Bestimmung der Kreislaufgrößen schwierig, wenn nicht unmöglich ist.

Die Bestimmung der Pulsfrequenz kann palpatorisch, besser noch mit Hilfe eines fotoelektrischen Pulsfrequenzzählers, vorgenommen werden; der Blutdruck muß mit einem Erkameter nach Möglichkeit mit halbautomatischer Steuerung bestimmt werden. Durch eine akustische Verstärkung des Korotkoffschen Geräusches bzw. durch graphische Registrierung der Blutdruckwerte ist eine genauere und sichere Bestimmung der Blutdruckwerte bei Ergometerbelastung möglich.

Untersuchungsmethodik

Die Untersuchungsmethodik richtet sich nach der zumutbaren Belastung der Untersuchungsperson und der Art der Fragestellung. Man kann eine stufenweise Erhöhung der Wattleistung wählen oder die Arbeitsverrichtung auf einer einzigen Wattstufe durchführen.

Im eigenen Kreislauflabor wird *eine einzige Wattstufe* gewählt und angestrebt, daß diese von den Probanden mindestens 10 Minuten lang eingehalten wird. Wir wählen dabei eine Ergometerbelastung von 50, 75 oder 100 Watt und bestimmten 10 Min. lang minütlich die Pulsfrequenz, den systolischen und diastolischen Blutdruck. Voraussetzung ist die Einhaltung einer konstanten Tourenzahl. Bei Wattleistungen unter 100 Watt wird eine Umdrehungszahl von 30 Touren pro Minute, bei 100 Watt eine solche von 40 Touren gewählt. Bei leistungs- und sportphysiologischen Untersuchungen mit Wattwerten über 150 Watt sollte eine Tourenzahl von 60 Touren gewählt werden. Im einzelnen hat sich uns folgende Untersuchungsmethodik bewährt: Der Proband legt sich auf die Liege des Ergometers, Blutdruckmanschette und Ohrclip des fotoelektrischen Pulszählers werden angelegt und die Ruhewerte so lange bestimmt, bis eine Konstanz eingetreten ist. Dann wird mit der Arbeitsleistung begonnen, wobei das Ergometer durch eigenen Antrieb auf die erforderliche Tourenzahl gebracht wird. Nach Erreichen der gewünschten Umdrehungszahl wird der Proband angewiesen, diese durch Betrachten eines Anzeigegerätes 10 Min. lang konstant einzuhalten und durch entsprechende Beschleunigung bzw. Verlangsamung zu korrigieren. Am Ende jeder Arbeitsminute werden die Pulsfrequenz- und Blutdruckwerte abgelesen und in ein entsprechendes *Formblatt* eingetragen. Nach Beendigung der Arbeitsleistung werden die gleichen Kreislaufgrößen in minütlichen Zeitabständen 5 Min. lang registriert.

In umfangreichen Reihenuntersuchungen konnte der Nachweis geführt werden, daß ein Proband durchschnittlicher Leistungsbreite eine Wattleistung von 75 bzw. 100 Watt ohne Mühe absolvieren kann. Bei leistungsschwachen männlichen oder bei weiblichen Untersuchungspersonen wird man geringere Wattleistungen wählen.

Um einer *Überforderung* des Probanden vorzubeugen, ist die die Untersuchung durchführende Hilfsperson angewiesen, bei Ansteigen des systolischen Blutdrucks über 250 mm Hg, des diastolischen Blutdrucks über 130 mm Hg und der Pulsfrequenz über 160 Schl./Min. die Untersuchung abzubrechen.

Bevor auf die Bedeutung dieser Funktionsprüfung für die klinische Diagnostik eingegangen wird, seien einige physiologische Bemerkungen über das Verhalten von Pulsfrequenz und Blutdruck bei definierter Arbeitsleistung vorangestellt.

Physiologische Vorbemerkungen

Körperliche Belastung führt zu einem Anstieg von Pulsfrequenz und Blutdruck. Aus bisherigen arbeitsphysiologischen Untersuchungen läßt sich ableiten, daß die Höhe der Arbeitspulsfrequenz in einem Verhältnis zum Anstrengungsgrad, zu Form und Dauer der Belastung sowie zur Regulationsökonomie des Kreislaufes steht. Der ausgeglichene Kreislauf versucht, sich bei konstanter Arbeitsleistung mit seiner Pulsfrequenz auf ein konstantes Niveau einzustellen, das bei Fortsetzung der Arbeitsleistung auf gleicher Wattstufe mit unwesentlichen Schwankungen um einen Mittelwert beibehalten wird; wir sprechen von einem *steady state-Wert* der Pulsfrequenz. Stellt die Arbeitsleistung für den Betreffenden eine zu hohe Arbeitsanforderung dar, können steady state-Werte nicht mehr erreicht werden. Die Pulsfrequenz steigt dann fortlaufend bis zum Arbeitsabbruch an (sog. *Ermüdungspuls*).

In ähnlicher Weise stellt sich auch der *systolische Blutdruck* mit Beginn einer Arbeitsleistung auf ein höheres Niveau ein. Bei Fortführung gleicher Arbeitsleistung und bei ausgeglichener Kreislaufregulation wird dieses erhöhte Blutdruckniveau (sog. *Blutdruck-steady state)* beibehalten. Jede weitere *Erhöhung* der Arbeitsleistung wird mit einem Anstieg des systolischen Blutdrucks beantwortet. Der *diastolische Blutdruck* bleibt bei mäßiger Arbeitsanforderung konstant, der Arbeitswert entspricht dem Ruhewert, bzw. es sind nur geringfügige Veränderungen nachweisbar, wobei sich der diastolische Blutdruck um 5—10 mm Hg gegenüber dem Ruhewert erhöhen kann. In manchen Fällen findet sich sogar ein Absinken des Arbeitswertes unter den Ruhewert.

Die *Blutdruckamplitude* erweitert sich also bei erhöhter Arbeitsanforderung, wobei die Amplitudenzunahme in erster Linie durch ein Ansteigen des systolischen Blutdruckwertes herbeigeführt wird.

Diese physiologischen Gegebenheiten werden durch eine veränderte Kreislaufregulation abgewandelt. Im Arbeitsversuch äußern sie sich dann in Abweichungen des Blutdruck- und Pulsfrequenzverhaltens.

Voraussetzung zur Beurteilung einer abweichenden Kreislaufregulation ist die Kenntnis entsprechender »Normalwerte« der Pulsfrequenz und des Blutdrucks bei definierter Wattleistung und Tourenzahl.

Die von uns an gesunden Männern und Frauen durchschnittlicher Leistungsbreite gewonnenen Durchschnittswerte für die Pulsfrequenz und den systolischen wie diastolischen Blutdruck sind in Tab. 2, S. 73 angeführt und können als ungefähre *Richtzahlen* angesehen werden. Da die gebräuchlichen Ergometer nicht ohne weiteres miteinander vergleichbar sind, außerdem Arbeitsform und Untersuchungsmethodik in den einzelnen Laboratorien unterschiedlich sind, ist zur Zeit noch jedes Laboratorium auf die Gewinnung eigener Normwerte angewiesen.

Der folgenden Beschreibung des sog. *Normverhaltens* wird eine Arbeitsleistung von 100 Watt bei einer Umdrehungszahl von 40 Touren zugrunde gelegt. Bei anderen Wattleistungen bzw. Tourenzahlen sind entsprechende Korrekturen notwendig.

Beginnen wir mit dem Verhalten der *Pulsfrequenz.* Innerhalb der ersten

Arbeitsminute kommt es zu einem initialen Frequenzanstieg von durchschnittlich 20—30 Schlägen. Die weitere Frequenzzunahme ist geringer, sie bewegt sich um 2—5 Schläge pro Minute, bis sich die Frequenz auf einen bestimmten steady state-Wert einstellt, der mit geringen Schwankungen im weiteren Arbeitsverlauf beibehalten wird. Die Anlaufzeit oder Anpassungszeit bis zum Erreichen von steady state-Werten beträgt durchschnittlich 4—5 Min. Bei geringeren Wattstufen sind die initialen Frequenzanstiege geringer, die Anlaufzeit kürzer.

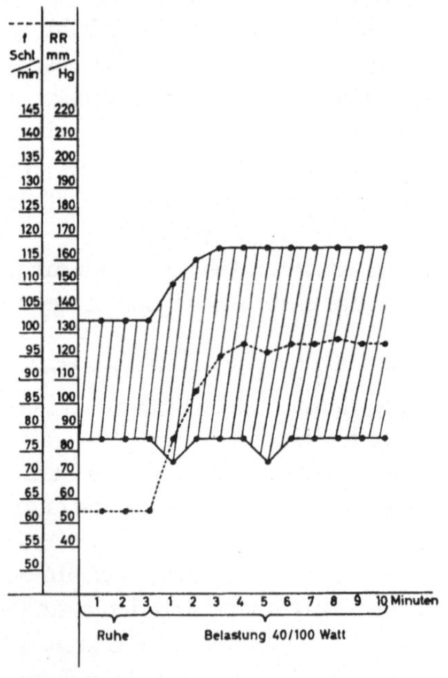

Abb. 19 *Ausgeglichenes Verhalten von Pulsfrequenz und Blutdruck im Belastungsversuch*

Die Höhe der *steady state-Arbeitspulsfrequenz* ist in gewisser Weise von der Leistungsfähigkeit, der Regulationsbreite des Kreislaufs und vom Lebensalter abhängig. Je leistungsfähiger die Untersuchungsperson, um so niedriger liegen die Arbeitswerte, je optimaler die Regulationsökonomie, um so schneller werden steady state-Werte erreicht, um so niedriger liegt die Arbeitspulsfrequenz.

UNTERSUCHUNGSSCHEMA

Die Beurteilung des Pulsfrequenz- und Blutdruckverhaltens im Arbeitsversuch

Institut oder Klinik

Name: .... Vorname: .... Größe: .... Gewicht: ....
Weitere Angaben zur Person und zum klinischen Befund: ....

Horizontallage	Ruhepuls Schl./Min.	Ruheblutdruck mm Hg
....	55	150/80 ....
....	55	145/80 ....
....	57	150/80 ....

Ergometer-Belastung: 100 Watt, Tourenzahl 40   *Erholungsphase:*

Min.	Puls	RR	Min.	Puls	RR
1	78	160/85	1	88	160/90
2	84	170/85	2	84	160/85
3	96	175/90	3	76	155/85
4	98	175/85	4	72	150/80
5	98	175/85	5	68	150/80
6	98	175/85			
7	98	175/90			
8	98	175/85			
9	98	175/85			
10	98	175/85			

Ermittelte Werte:

Ruhewert:	Pulsfrequenz: 55 Schl./Min.	Blutdruck: 150/80 mm Hg
Mittelwerte:	Pulsfrequenz: 98 Schl./Min.	Blutdruck: 175/85 mm Hg
Höchstwerte:	Pulsfrequenz: − Schl./Min.	Blutdruck: − mm Hg

Pulsfrequenz:	steady state in der 4. Min. erreicht.
Blutdruck:	steady state wurde in der 4. Min. erreicht.
Erholungsphase:	unauffällig

Beurteilung: Die Blutdruckwerte liegen sowohl in Ruhe als auch während Belastung im Normbereich. Bradykarde Pulsfrequenzlage.

Das Lebensalter muß insofern berücksichtigt werden, als der ältere Mensch die gleiche Arbeitsanforderung mit einem etwas geringeren Frequenzanstieg beantwortet.

Ist die Leistungsforderung bei der gewählten Wattleistung zu hoch bzw. sind keine Dauerleistungen erzielbar, steigt die Pulsfrequenz laufend an, ohne daß steady state-Werte erzielt werden können. Dieser laufende Frequenzanstieg im Sinne des Ermüdungspulses ist Ausdruck einer *Leistungsbegrenzung*. Würde man die Arbeitsleistung auf kleinen Wattstufen (50, 60 Watt) beginnen und nach Erreichen entsprechender steady state-Werte die Arbeitsleistung erhöhen, könnte man sich durch eine derartige Untersuchungstechnik an die *Dauerleistungsgrenze* der Untersuchungsperson herantasten, die bei der Belastungsstufe liegt, die noch unter steady state-Bedingungen absolviert werden kann.

Eine derartige Untersuchungsmethodik kann z. B. bei bestimmten Personengruppen (Schwerarbeiter, Soldaten, Sportler) aufschlußreich und notwendig sein.

In ähnlicher Weise wie die Pulsfrequenz verhält sich auch der *systolische Blutdruck* im Arbeitsversuch. Es kommt bei konstanter Wattleistung zu einer stetigen Blutdruckerhöhung, bis nach durchschnittlich 4—6 Min. ein Blutdruck-steady state erreicht ist. Die erhaltenen Blutdruckmittelwerte sind abhängig von der Kreislaufregulation und vom Lebensalter der Untersuchungsperson. Ein älterer Mensch wird normalerweise die gleiche Arbeitsanforderung mit einem etwas höheren systolischen Blutdruckanstieg beantworten als ein jüngerer. Allerdings müssen hierbei Trainingseinflüsse wie auch konstitutionelle Faktoren Berücksichtigung finden.

Das Verhalten des diastolischen Blutdruckwertes wurde schon besprochen; wesentliche Veränderungen gegenüber dem Ruheausgangswert ergeben sich nicht. Der diastolische Arbeitswert kann gleichbleiben, sich um wenige mm Hg erhöhen oder sogar absinken.

Auch hier ist das Verhalten in erster Linie abhängig von der *Leistungsbreite und Regulationsökonomie* der Untersuchungsperson.

Die Blutdruckamplitude erweitert sich somit bei erhöhter Arbeitsanforderung, die Erweiterung wird in erster Linie durch einen entsprechenden Anstieg des systolischen Arbeitsblutdruckwertes herbeigeführt. Infolge des stärkeren systolischen Blutdruckanstiegs mit zunehmendem Lebensalter besteht auch bezüglich der Blutdruckamplitude eine gewisse Altersgebundenheit.

Abweichungen von dem geschilderten Durchschnittsverhalten ergeben sich, wenn man Personen ganz unterschiedlicher Leistungsbreite mit gleicher Methodik untersucht.

So wurden Untersuchungen bei Hochleistungs-, insbesondere Dauerleistungssportlern und Probanden mit anamnestisch nachweisbarer Leistungsminderung sowie verschiedenen Formen von Kreislaufregulationsstörungen durchgeführt.

Tabelle 2

Durchschnittswerte der Pulsfrequenz und des systolischen wie diastolischen Blutdrucks in Ruhe und definierter Wattleistung bei Menschen durchschnittlicher Leistungsbreite

	Pulsfrequenz Schl/min	Systolischer RR mm Hg	Diastolischer RR mm Hg
Ruhe	50– 70	120–140	70– 85
50 Watt	80–100	130–150	80– 90
75 Watt	100–120	140–160	80– 95
100 Watt	110–130	150–170	85–100
125 Watt	120–140	160–180	85–100
150 Watt	130–150	170–190	90–110

Tabelle 3

Verhalten des Blutdrucks in mm Hg im Ruhe- und Belastungsversuch bei Menschen unterschiedlicher Leistungsbreite (Einzelbeispiele)

	H. G., 24 Jahre durchschnittliche Leistungsbreite	W. K., 25 Jahre Langstrecken- sportler	A. S., 34 Jahre hypertone Kreis- laufreg. störung	K. F., 28 Jahre hypotone Kreis- laufreg. störung
Ruhewert	125/70	115/65	155/80	110/80
50 Watt	140/75	130/70	170/90	120/85
75 Watt	150/75	140/70	195/95	130/95
100 Watt	165/75	150/75	220/100	145/95
125 Watt	180/80	165/75	240/110	–
150 Watt	190/80	180/75	260/120	–

Tabelle 4

Mittelwerte der Pulsfrequenz bei Menschen unterschiedlicher Leistungsbreite

	Ruhe	50 Watt	75 Watt	100 Watt	150 Watt
Normalpersonen ♂	70	95	105	120	140
Normalpersonen ♀	76	110	125	148	–
Langstrecken- sportler	52	70	82	95	128
Leistungsschwache	76	114	135	156 wenn steady state erreicht	–

Dauerleistungssportler wie Langstreckenläufer, Skilangläufer, Radrennfahrer haben auf der angegebenen Belastungsstufe wesentlich niedrigere Pulsfrequenzwerte als Normalpersonen. Auch werden steady state-Werte in kürzerer Zeit erreicht; in gleicher Weise ist die Dauer der Erholungszeit kürzer.

Leistungsschwache haben demgegenüber höhere Arbeitspulsfrequenzen. Oft können überhaupt keine steady state-Werte erreicht werden, der Nachweis eines Ermüdungspulses führt zum Arbeitsabbruch.

Die Anpassungszeit bis zum Erreichen von steady state-Werten ist verlängert, die Erholungszeit in gleicher Weise länger als bei der besprochenen Normgruppe.

Ähnliche Gesetzmäßigkeiten bestehen bezüglich des Blutdruckverhaltens. Der leistungsfähige Proband wird die geforderte Arbeitsleistung mit geringem systolischen Blutdruckanstieg bei Gleichbleiben der diastolischen Blutdruckwerte beantworten. So fanden sich die niedrigsten systolischen Arbeitsblutdruckwerte bei ausgesprochenen Dauersportlern.

Stärkere Erhöhung des systolischen wie diastolischen Blutdrucks im Arbeitsversuch muß als Ausdruck einer *hypertonen Kreislaufregulationsstörung* gewertet werden. In diesem Sinne werden Blutdruckanstiege auf Werte über 200 mm Hg systolisch und über 100 mm Hg diastolisch aufgefaßt. Dabei ist eine stärkere diastolische Blutdruckerhöhung sicherlich ernster zu werten als eine stärkere systolische Blutdrucksteigerung.

So sieht man bei jüngeren Untersuchungspersonen in der *ersten Phase einer hypertonen Regulationsstörung* lediglich überschießende systolische Blutdruckreaktionen, während sich der diastolische Arbeitsblutdruck gegenüber dem Ruheblutdruck unauffällig verhält. Bei Fortbestehen der hypertonen Regulationsstörung kann es dann im Arbeitsversuch zu stärkeren Erhöhungen auch des diastolischen Arbeitsblutdruckes kommen.

Eine gleichsinnige zu starke Erhöhung des systolischen wie des diastolischen Blutdruckes im Arbeitsversuch ist ungünstig zu werten; hier zeigt der Belastungsversuch die *Gefährdung* des Kreislaufes infolge der andauernden Druckbelastung auf (Abb. 21).

Sicherlich ist die Abgrenzung einer hypertonen Kreislaufregulationsstörung von einer echten Hypertonie nur mit den gleichen Einschränkungen, wie sie die Ruheblutdruckbestimmung zuläßt, möglich, doch sind die Hinweise, die aus den *Arbeitsblutdruckwerten* zu ziehen sind, sicherlich weitreichender, als sie aus den Ruhewerten gezogen werden können.

In ähnlicher Weise läßt sich der Begriff der *hypotonen Kreislaufregulationsstörung* durch den Arbeitsversuch erhärten. Hypotone Regulationsstörungen des Kreislaufs sind Veränderungen der Kreislaufregulation, die durch niedrige Blutdruckwerte, eine herabgesetzte Minutenvolumenleistung des Herzens und eine Einschränkung der Leistungsbreite des Kreislaufs bei bestimmten Anforderungen charakterisiert sind. Charakteristisch sind besonders im Stehversuch mehr oder weniger ausgeprägte orthostatische Kreislaufreaktionen. Das *mangelnde Leistungsvermögen* von Personen mit hypotoner Kreislaufregulationsstörung läßt sich im Arbeitsversuch durch relativ hohe Pulsfrequenzwerte — oft im Sinne eines Ermüdungspulses — durch einen geringen Blutdruckanstieg des systolischen Blutdruckwertes und eine ungenügende Erweiterung der Blutdruckamplitude bei unterschiedlichem diastolischen Blutdruckverhalten belegen.

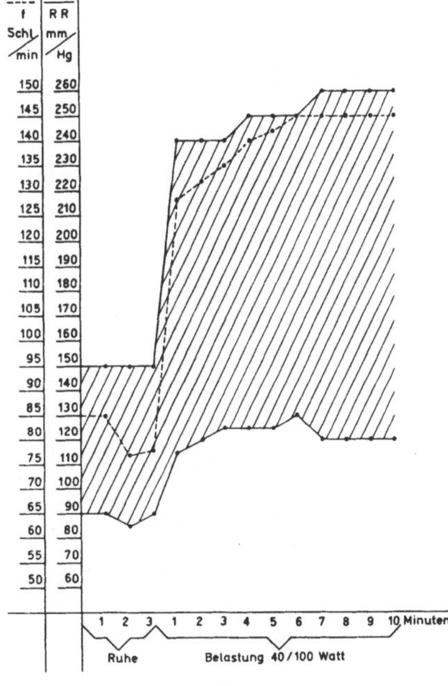

Abb. 20 *Hypertone Kreislaufregulationsstörung im Belastungsversuch, hohe Pulsfrequenz*

Die *Anlaufzeit* der Frequenz bis zum Erreichen von steady state-Werten ist verlängert, in den meisten Fällen findet sich ein kontinuierliches Ansteigen der Frequenzwerte, so daß ein steady state nicht erreicht wird, oder aber die steady state-Werte der Frequenz liegen weit über den mitgeteilten Arbeitspulswerten der Vergleichsgruppe. Auch die Erholungszeit der Pulsfrequenz ist deutlich verlängert.

Leistungsschwache Hypotoniker sind also im Belastungsversuch dadurch charakterisiert, daß es ihnen unter Belastungsbedingungen nicht gelingt, ihre Blutdruckamplitude derart zu erweitern, um die geforderte Leistung bewältigen zu können. So muß bei ihnen die Pulsfrequenz in besonderem Maße als

Kompensationsvorgang herangezogen werden. Sie sind dabei nicht zu Dauerleistungen fähig, denn der Anstieg der Pulsfrequenz führt sehr bald zum Arbeitsabbruch. Wichtig erscheint die Feststellung, daß eine im Stehversuch nachweisbare hypotone Kreislaufregulationsstörung nicht immer mit einer hypotonen Regulationsstörung und dem Nachweis einer Leistungsschwäche im Belastungsversuch verbunden ist. Hier liegen ganz verschiedene Störmechanismen mit unterschiedlichen Angriffspunkten auf die Kreislaufregulation vor.

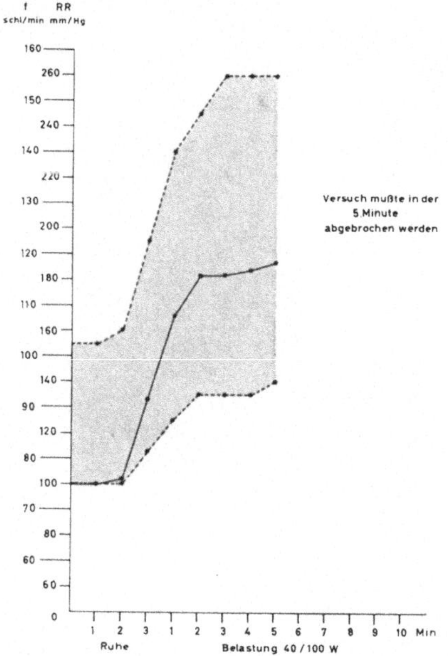

Abb. 21   *Starke Erhöhung des systolischen wie diastolischen Blutdrucks im Belastungsversuch, Ermüdungspuls*

Neben der absoluten Höhe der Arbeitspulsfrequenz und des systolischen wie des diastolischen Arbeitsblutdrucks im sog. steady state sollte das Verhalten dieser Kreislaufgrößen in der *Anlaufzeit* und der *Erholungszeit* Berücksichtigung finden.

Der leistungsfähige ökonomisch arbeitende Organismus stellt sich relativ schnell mit seiner Pulsfrequenz auf eine höhere Arbeitsanforderung ein; der Regulationsgestörte wird längere Zeit dazu benötigen. Bei ihm ist auch die Erholungszeit verlängert, während der sportlich Geübte relativ schnell von Leistungs- auf Schonstellung nach Beendigung der Belastung umschalten kann. Seine Erholungspulssumme ist demnach geringer als die des Regulationsgestörten.

In gleicher Weise stellt sich der ökonomisch arbeitende Kreislauf mit seinem systolischen Blutdruckwert relativ schnell auf Leistungsstellung ein und erreicht schon nach wenigen Minuten einen steady state-Wert, während der Regulationsgestörte längere Zeit dazu benötigt. Bei diesem bestehen außerdem unregelmäßige Anstiege auch des diastolischen Blutdruckwertes. Systolischer und diastolischer Blutdruck zeigen in der Arbeitsphase starke Schwankungen und Inkonstanz.

F. Die Bedeutung der Puls- und Blutdruckbestimmung im Arbeitsversuch als Kreislauffunktionsprüfung

Für die Beurteilung der Regulationsökonomie des Kreislaufs ergeben sich aus der Bestimmung von Pulsfrequenz und Blutdruck folgende *Kriterien:*
Die jeweilige Höhe der Pulsfrequenz bei einer bestimmten in Watt oder mkg meßbaren Arbeitsleistung gestattet eindeutige *Hinweise auf die Beurteilung der Leistungsbreite des Kreislaufs.* Je leistungsfähiger die Untersuchungsperson ist, um so niedriger liegen die gewonnenen Pulswerte im Arbeitsversuch. Man gewinnt den Hinweis, ob die Arbeitsleistung für den Untersuchten eine zu hohe Arbeitsanforderung darstellt oder ob ihm eine weitere Erhöhung der Arbeitsleistung zugemutet werden darf. Immer dann, wenn die Arbeitsleistung für den zu Untersuchenden eine zu große Belastung darstellt, kommt es zu einer stetigen Pulsfrequenzerhöhung im Sinne des Ermüdungspulses.
Auch aus der Bestimmung des systolischen wie diastolischen Blutdruckwertes im Arbeitsversuch lassen sich Hinweise für die Beurteilung der Regulationsökonomie des Kreislaufes gewinnen. Am Beispiel des Leistungssportlers läßt sich zeigen, daß im Verhalten des Trainierten wie Untrainierten Unterschiede im Blutdruckverhalten bestehen, insofern als Trainierte die gleiche Arbeitsleistung mit einem geringeren systolischen Blutdruckanstieg beantworten als Untrainierte. Aus dem Blutdruckverhalten im Arbeitsversuch lassen sich weiterhin verschiedene Formen von Kreislaufregulationsstörungen voneinander abgrenzen, insbesondere ist eine mögliche Gefährdung des Kreislaufs erkennbar.
Bei Personen mit hypertoner Kreislaufregulationsstörung ist die Blutdrucklage nicht nur in Ruhe, sondern vor allem während der Belastung beträchtlich erhöht. Ihr Kreislauf arbeitet also unökonomisch.

Wenn auch in den jugendlichen Jahren die Leistungsbreite bei Personen mit hypertoner Regulationsstörung durchaus ausreichend, ja sogar erhöht sein kann, muß sich bei längerem Bestehen einer derartigen Regulationsstörung eine Kreislaufbelastung entwickeln, die zu einer allmählichen Leistungsminderung führt.
Es ist bekannt und erwiesen, daß derartige primäre juvenile hypertone Regula-

tionsstörungen in einem gewissen Prozentsatz vorübergehend sind und insbesondere nach Fortfall psychischer Konfliktsituationen, der beruflichen Einordnung und anderer wichtiger Entscheidungen wieder verschwinden können. Doch wissen wir auch andererseits, daß Personen mit nur vorübergehender Blutdruckerhöhung durch die spätere mögliche Entstehung eines andauernden Hochdruckes weitaus mehr bedroht sind als Personen, die früher normale Blutdruckwerte hatten.

Außerdem ist bekannt, daß sich bei Jugendlichen zunächst ein sog. *Minutenvolumenhochdruck*, der im Arbeitsversuch durch die große Blutdruckamplitude und die nur geringe Beteiligung des diastolischen Blutdruckwertes erkennbar ist, entwickelt.

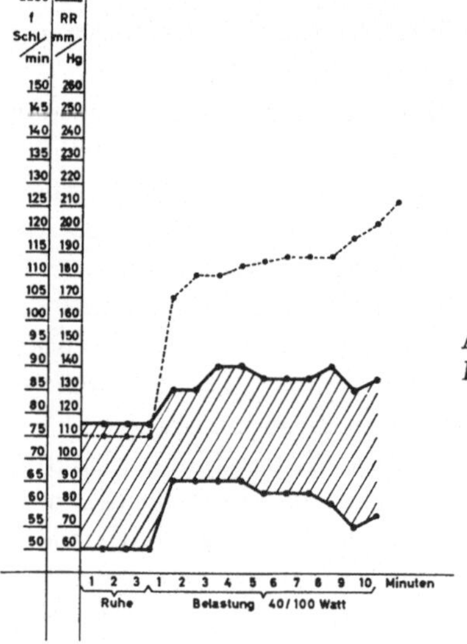

Abb. 22 *Hypotone Kreislaufregulation, Ermüdungspuls*

kennbar ist, entwickelt. Erst später rückt die Komponente des erhöhten peripheren Widerstandes mehr in den Vordergrund. Im Belastungsversuch wird ein derartiger *Widerstandhochdruck* durch ein stärkeres Ansteigen des diastolischen Blutdruckwertes charakterisiert. Gerade in prognostischer Hinsicht gibt der Arbeitsversuch bezüglich des diastolischen Blutdrucks eindeutigere Hinweise, als sich aus Bestimmungen der Ruhewerte ableiten lassen. Für die Prognose des Einzelfalles ist neben dem Augenhintergrundbefund die Höhe des diastolischen Blutdruckwertes ausschlaggebend; der Arbeitsversuch vermag gerade bei der Abklärung und Bewertung unklarer *Ruheblutdruckerhöhungen* einen wichtigen Beitrag zu liefern.

Werden bei der internistischen Voruntersuchung erhöhte Ruheblutdruckwerte nachgewiesen und ergibt die Belastungsuntersuchung Werte, die sich im

Rahmen der angegebenen Streubreite bewegen, kann mit ziemlicher Sicherheit gesagt werden, daß der gemessene Ruheblutdruckwert situationsbedingt erhöht war und ihm ernstere Bedeutung nicht beigemessen werden kann.

Eine sowohl in Ruhe als auch im Belastungsversuch erhöhte systolische Blutdrucklage bei noch ausgeglichenem diastolischen Blutdruckverhalten ist Ausdruck einer hypertonen Regulationsstörung, der Beachtung gewidmet werden sollte.

Stärkere Anstiege des diastolischen Blutdruckwertes im Arbeitsversuch sind besonders zu beachten. Nach eigenen Erfahrungen sind Anstiege des diastolischen Blutdrucks auf Werte über 110 mm Hg mit Vorsicht zu werten.

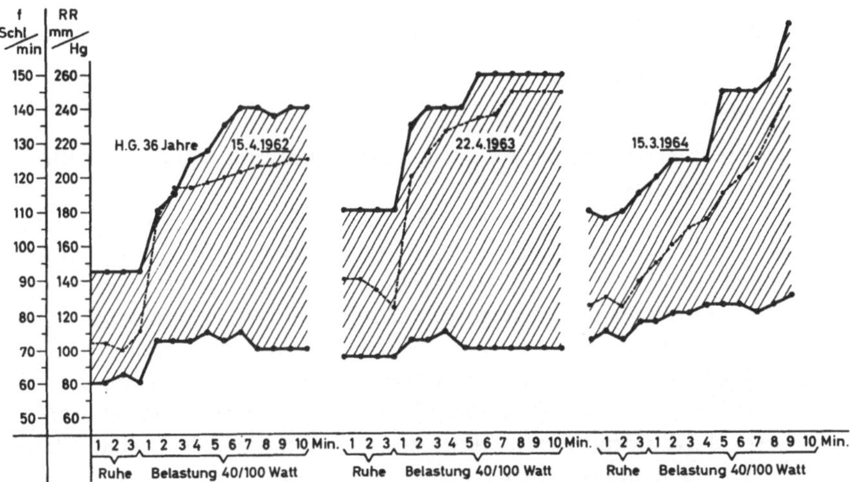

Abb. 23   *Entwicklung einer hypertonen Kreislaufregulationsstörung*

Sie weisen auf die *Gefährdung* des Kreislaufs durch die zunehmende Druckbelastung des Herzens hin und lassen Maßnahmen angezeigt sein, um den sich anbahnenden oder schon erfolgten Übergang in eine echte Hypertonie mit ihren Folgeerscheinungen zu verhindern.

Hier liegt die besondere *Bedeutung und Aufgabe* der angegebenen *Funktionsprüfung*, welche die vorliegende Kreislaufregulation analysiert und eine Beurteilung der Kreislaufökonomie ermöglicht.

Ein Vorteil der angegebenen Belastungsprüfung ist weiterhin eine gewisse Standardisierung und damit die beliebige Reproduzierbarkeit.

Zusammenfassend werden die Beurteilungskriterien von Pulsfrequenz und Blutdruck im Arbeitsversuch noch einmal tabellarisch dargestellt.

Möglichkeiten des Verhaltens von Pulsfrequenz und Blutdruck im Belastungsversuch

A. Verhalten der Pulsfrequenz:

1. Ausgeglichenes Verhalten der Pulsfrequenz in Ruhe, in der Anlaufzeit, im steady state sowie nach Beendigung der Belastung.
2. Hohe Pulsfrequenzwerte im steady state, verlängerte Anlauf- und Erholungszeit; der Befund ist als Zeichen einer unökonomischen Kreislaufregulation zu werten.
3. Die Pulsfrequenz erreicht auf der angegebenen Belastungsstufe keinen steady state-Wert, sondern steigt fortlaufend im Sinne des Ermüdungspulses an.
   Verlängerte Rückkehr der Pulsfrequenz in der Erholungsphase zu den Ruhewerten.

B. Verhalten des Blutdruckes:

1. Ausgeglichenes systolisches und diastolisches Blutdruckverhalten in Ruhe, während und nach Belastung.
2. Erhöhte systolische Blutdruckwerte bei ausgeglichenem diastolischem Blutdruckverhalten im Belastungsversuch (steady state-Werte des Blutdrucks werden erreicht). Verlängerte Anlaufzeit.
3. Erhöhte systolische und diastolische Blutdruckwerte, während Belastung (steady state-Werte des Blutdrucks werden erreicht). Verlängerte Anlaufzeit der Blutdruckwerte bis zum Erreichen von steady state-Werten.
4. Stark erhöhte systolische und diastolische Blutdruckwerte im Belastungsversuch. Die Blutdruckwerte steigen stetig an, ohne daß steady state-Werte erreicht werden und bewirken einen Arbeitsabbruch.

Literatur

Brecht, K.; Boucke, H.: Klin. Wschr. 32 (1954), S. 683
Hartleben, H.: Zur Problematik »hohen Blutdrucks« bei heranwachsenden Männern von 18 bis 21 Jahren. Wehrmed. Mitt. (1961) Nr. 4, S. 49—56
Karrasch, K.; Müller, E. A.: Arbeitsphysiolog. 14 (1949), S. 369—382
Kirchhoff, H. W.: Untersuchungen über das Verhalten von Pulsfrequenz und Blutdruck im Belastungsversuch. Wehrmed. 1 (1963), Nr. 1, S. 11—26
Lüderitz, B.: Regulationsprüfungen des Kreislaufs, ihre Möglichkeiten und Grenzen. Regulationsstörungen des Kreislaufs. 20. Fortbildungslehrgang in Bad Nauheim vom 24. bis 26. 9. 1954. Darmstadt 1955
Mellerowicz, H.: Ergometrie. Grundriß der medizinischen Leistungsmessung für die innere Medizin. Arbeits-, Sport-, Versorgungs- und Versicherungsmedizin. München 1962
Müller, E. A.; Reeh, J. J.: Arb. physiol. 14 (1949/1950), S. 137

Müller, E. A.; Salomon, H.; Zuelzer, G.: Ein Leistungs-Puls-Index als Maß der Leistungsfähigkeit. Arbeitsphysiol. 14 (1950), S. 271

Reindell, H.; Kirchhoff, H. W.: Über kombinierte Funktionsprüfungen des Kreislaufs und der Atmung. I. Mitt.: Untersuchungen an Menschen mit durchschnittlicher Leistungsbreite und an Hochleistungssportlern. II. Mitt.: Untersuchungsergebnisse bei Patienten mit Regulationsstörungen des Kreislaufes und der Atmung. Dtsch. med. Wschr. 81 (1956) Nr. 15 u. 17, S. 592/595–598 u. 659–711 sowie 81 (1956) Nr. 26, S. 1048–1053

Reindell, H.; Schildge, E.; Klepzig, H.; Kirchhoff, H. W.: Kreislaufregulation. Eine physiologische, pathophysiologische und klinische Studie. Stuttgart 1955

Schmidt-Voigt, J.: Kreislaufstörungen in der ärztlichen Praxis. Symptomatik. Diagnostik, Therapie. Aulendorf 1950

III. KAPITEL

Arbeitsphysiologische Untersuchungsmethoden

A. Arbeits- und Erholungspulssumme

Aus den zitierten arbeitsphysiologischen Untersuchungen wurde abgeleitet, daß die Pulsfrequenz sich während und nach der Arbeit in charakteristischer Weise je nach Höhe der Belastung unterschiedlich verhält. Bei leichter Arbeit, die einige Stunden ohne Ermüdung durchgeführt werden kann, steigt die Pulsfrequenz in wenigen Minuten auf das der Arbeit entsprechende Niveau, bleibt dort praktisch bis zum Arbeitsende konstant (sog. *steady state*) und fällt in der Erholungsphase in wenigen Minuten auf den Ausgangswert zurück. Bei progressiver oder zu hoher konstanter Belastung findet man dagegen einen über die gesamte Arbeitszeit fortgesetzten Pulsanstieg (sog. *Ermüdungspuls* nach E. A. MÜLLER). Nach Arbeitsende kehrt die Pulsfrequenz relativ langsam zum Ruhewert zurück.

Andererseits ist aber auch das Verhalten der Pulsfrequenz abhängig von der Kreislaufregulation und Leistungsbreite der Untersuchungsperson.

Läßt man einen Menschen eine Arbeitsleistung mittleren Schweregrades eine Zeit von 8 oder 10 Min. durchführen und registriert dabei minütlich während und nach der Arbeitsleistung die Pulsfrequenz, erhält man durch Addition der einzelnen Minutenwerte eine Arbeits- und Erholungspulssumme.

Die *Arbeitspulssumme* (APS) erhält man durch Addition der »Pulssumme« während der Arbeit (unter Abzug der entsprechenden Ruhepuls- und Erholungspulssumme). Die Arbeitspulssumme ist demnach die Summe aller durch eine Arbeit über das Ruheniveau hinaus verursachten Pulsschläge.

Man kann die Erholungspulsfrequenz summarisch erfassen, wenn man die Frequenzwerte von Arbeitsende bis zum Minimalwert der Ruhe zusammenrechnet. Durch Abzug der entsprechenden Ruhepulssumme resultiert der Wert, der als *Erholungspulssumme* (EPS) bezeichnet wird. Die Erholungszeit läßt sich also als Erholungspulssumme in Form der Summe aller nach Arbeitsende über der Ruhepulsfrequenz liegenden Pulse messen. Das hat den Vorzug, daß weniger streuende Werte gefunden werden, weil sich das oft zeitlich nicht scharf zu bestimmende Wiedererreichen der Ruhepulsfrequenz auf die Erholungspulssumme viel weniger als auf die Erholungszeit auswirkt. Zudem ist die Erholungszeit aus der Erholungspulssumme deutlicher abzulesen, da die Erholungspulssumme fünf- bis zehnmal so groß ist wie die Erholungszeit in Minuten.

Ein Beispiel kann die Bedeutung einer derartigen Bestimmungsmethodik darlegen:

Ergometerarbeit 75 Watt 10 Minuten, Erholungszeit 5 Min.

	Arbeitspulssumme	Erholungspulssumme
Proband mittlerer Leistungsbreite	635	125
Hochleistungssportler	444	82
Leistungsschwacher	812	165

Schon daraus läßt sich ableiten, daß sowohl die Arbeitspulssumme wie auch die Erholungspulssumme von der Leistungsbreite der Untersuchungsperson abhängig ist. Der leistungsfähige Proband hat eine geringere Arbeitspuls- wie auch Erholungspulssumme. Die Bestimmung der Leistungsfähigkeit nach dieser Methode ist zweckmäßig für Vergleiche und wertvoll zur Trainingskontrolle bei Sportsleuten und hat sich zur Objektivierung des Therapieeffektes z. B. in der Bewegungstherapie als nützlich erwiesen. Sie ist technisch relativ einfach durchführbar und bedingt nur geringen apparativen Aufwand.

B. Der Leistungspulsindex nach E. A. Müller

Eine Methode zur Erfassung der körperlichen Leistungsfähigkeit ist die Bestimmung des Leistungspulsindex nach *E. A. Müller*. Dieses Verfahren beruht auf der Messung des Pulsfrequenzanstieges bei steigender Belastung. Dieser Anstieg ist ungefähr proportional der Belastungszunahme, wobei die Pulsfrequenzamplitude um so größer ist, je weniger leistungsfähig der Proband ist. Die Proportionalitätskonstante zwischen Leistung und Pulsfrequenz ist ein Maß für die körperliche Leistungsfähigkeit.

Aus der Regression der Kurve und der Höhe der Amplitude des Pulsfrequenzanstieges als Funktion des Leistungsanstieges läßt sich der *Leistungsgrad* oder der Leistungspulsindex bestimmen.

Dieser sog. *Leistungspulsindex* wird sehr häufig bei arbeitsphysiologischen Untersuchungen, z. B. in Betrieben und am Arbeitsplatz, angewandt. In der Klinik ist seine Anwendung weniger bekannt.

Apparative Ausrüstung

Zur Durchführung des Leistungspulsindex ist ein Fahrradergometer und ein fotoelektrischer Pulszähler notwendig.

Beim Fahrradergometer muß die Möglichkeit bestehen, die Belastung minütlich um 10 Watt bzw. 1 mkg/Sek. steigern zu können, als Tourenzahl kommt die Umdrehungszahl 60 Touren pro Min. zur Anwendung. Als Arbeitsform ist die Tretkurbelarbeit in sitzender Stellung am zweckmäßigsten, dabei ist darauf zu achten, daß das Bein in der tiefsten Pedalstellung fast gestreckt ist.

Die Bestimmung der Pulsfrequenz erfolgt am besten mit einem fotoelektrischen Pulszähler. Eine Hilfskraft kann die Pulsfrequenz minütlich ablesen und entsprechend protokollieren. Der fotoelektrische Pulszähler kann aber auch mit einem elektrischen Druckzählwerk, das die Pulsfrequenz jede Minute auf ein Papierband druckt, verbunden werden, wobei entweder die jeweilige Minutenfrequenz oder aber die Gesamtsumme aller Minuten gedruckt wird.

Vorbedingung

Zur Bestimmung des Leistungspulsindex ist ein normaler Ruhewert Voraussetzung. Der Proband darf nicht unter der Nachwirkung körperlicher Arbeit oder stärkerer psychischer Einwirkung stehen.

Es ist daher zweckmäßig, den Probanden vor Versuchsbeginn eine gewisse Zeit ausruhen zu lassen. Rauchen oder der Gebrauch kreislaufaktiver Pharmaka beeinflußt das Untersuchungsergebnis. Die Temperatur im Versuchsraum sollte 20° C nicht übersteigen.

Methodik

Der Proband besteigt das Fahrradergometer, die elektrische Fotozelle (Ohrclip) wird angelegt und der Pulszähler eingeschaltet. Zunächst wird einige Minuten lang die Ruhepulsfrequenz bestimmt, während der Proband ruhig auf dem Fahrrad sitzt. Ist eine Konstanz der Ruhewerte eingetreten, beginnt die Tretarbeit, wobei in den ersten beiden Minuten keine Belastung erfolgt, sondern lediglich die Reibung des Rades wirksam wird (etwa 0,5 mkg). Der Prüfling wird angewiesen, genau die Tourenzahl 60 einzuhalten und ein langsameres bzw. schnelleres Tempo entsprechend zu korrigieren. Dann beginnt die Belastung, die pro Min. um 1 mkg/Sek. bzw. 10 Watt gesteigert wird. In der letzten Fahrminute beträgt die Belastung 10 mkg/Sek. bzw. 100 Watt. Die Gesamtfahrzeit beträgt also 12 Min. Die Pulszahlen der ersten 2 Min. während der Leerbewegung werden registriert, jedoch nicht gewertet. Die 10 Pulsfrequenzarbeitswerte lassen den Anstieg der Pulsfrequenz mit steigender Belastung erkennen.

Um die Regression der Kurve, die den Pulsfrequenzanstieg als Funktion des Leistungsanstieges wiedergibt, am zweckmäßigsten bestimmen zu können, schreibt man in einer Tabelle von oben nach unten die Pulsfrequenz der 1.—5. Min., daneben von unten nach oben die der 6.—10. Min. auf. Die in der gleichen Zeile stehenden Werte werden voneinander subtrahiert und die Differenz mit der zugehörigen Differenz der jeweiligen Minuten multipliziert. Die Summe dieser Produkte ist durch 165, d. h. die Summe der Quadrate der Wertdifferenzen, zu dividieren; man erhält damit den durchschnittlichen Anstieg der Pulsfrequenz je mkg/Sek. Leistung, d. h. den Leistungspulsindex (siehe Untersuchungsschema S. 86).

Bewertung

An mehreren Tagen wiederholte Messungen des Leistungspulsindex an der gleichen Person ergeben eine Fehlerstreuung (Standardabweichung) zwischen ± 5 und ± 10%. Die Variationsstreuung (Variabilitäts-Koeffizient) des Leistungsindex einer Gruppe gleichaltriger Männer und Frauen liegt bei etwa ± 20%. Die Häufigkeitsverteilung des Leistungspulsindex erwachsener Männer und Frauen folgt angenähert einer Gaußschen Verteilungskurve. Der Leistungspulsindex liegt bei Männern zwischen 2,0 und 3,5 (Mittelwert = 2,8 ± 0,6), bei Frauen zwischen 4,5 und 6,0 (Mittelwert = 5,3). Ein *niedriger* Index deutet auf eine höhere körperliche Leistungsfähigkeit, ein *hoher* Leistungspulsindex auf eine schlechte körperliche Leistungsfähigkeit hin.

Der Leistungspulsindex hat sich im *werksärztlichen Dienst* gut bewährt, um eine schnelle, von subjektiven Fehlern freie Beurteilung der Eignung zu schwerer körperlicher Arbeit bei neu einzustellenden Arbeitern durchzuführen. Schwieriger und daher wohl auch für klinische Zwecke problematischer ist seine Anwendung bei Kreislauflabilen, aber auch bei herzkranken Personen. So kann beim Kreislauflabilen schon die Ruhepulsfrequenz sehr hoch liegen, auch dann, wenn man längere Zeit zuwarten wird. Sie steigt im Verlauf der zunehmenden Belastung nur wenig an und kann so zunächst einen niedrigen

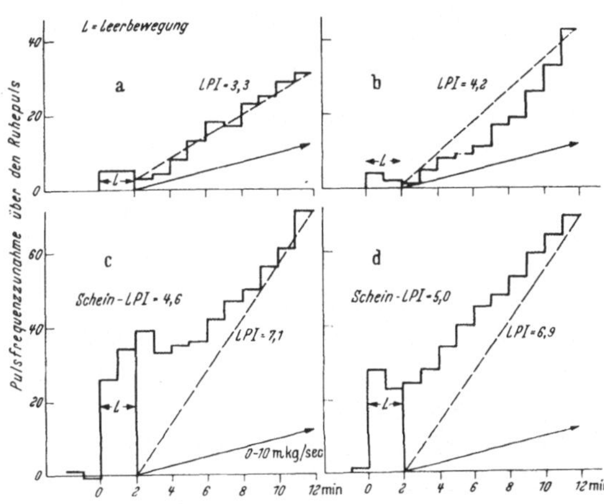

Abb. 24 *Verschiedene Formen des Pulsanstieges beim Leistungspulsindex (nach E. A. Müller)*

Leistungspulsindex (sog. Schein-LPI siehe Abb. 24) vortäuschen. Es ist dann zweckmäßig, die beim Sitzen gemessene Ruhepulsfrequenz von der Pulsfrequenz der 12. Arbeitsminute abzuziehen und den Rest durch 12 zu dividieren.

UNTERSUCHUNGSSCHEMA

Die Bestimmung des Leistungspulsindex nach E. A. Müller

Institut oder Klinik

Name: *Vorname:*   *Alter:*   *Gewicht:*

Weitere Angaben:

Klinischer Befund:

	Zeit Min.	Pulsfr. Min.	10 - 6 Min.	1 - 5 Min.	Pulszahl	F	Pulszahl Summe
Einarb.-Zeit	0—1	93					
	1—2	84					
Belastungs-Watt							
10	0—1	77	P 10 — P 1 = 119 — 77 = 42			×9	378
20	1—2	83	P 9 — P 2 = 114 — 83 = 31			×7	217
30	2—3	85	P 8 — P 3 = 108 — 85 = 23			×5	115
40	3—4	86	P 7 — P 4 = 102 — 86 = 16			×3	48
50	4—5	91	P 6 — P 5 = 99 — 91 = 8			×1	8
60	5—6	99					
70	6—7	102					766
80	7—8	108					
90	8—9	114		F = 766 : 165 = 4,6 (LPI)			
100	9—10	119					

Beurteilung: Der Leistungspulsindex ist mit 4,6 für den Prüfling zu hoch. Er ist Ausdruck einer verminderten Leistungsbreite.

Zu berücksichtigen ist weiterhin der Altersfaktor, da bekannterweise im höheren Alter die Neigung zum Frequenzanstieg nicht so ausgesprochen ist, wie in jüngeren Lebensjahren.

Da die normale Variationsbreite des Index relativ eng ist, kann die Beurteilung daher für klinische Zwecke oft schwierig sein.

Der Nachteil ist also, daß vegetative Veränderungen die Beurteilung erschweren können, zudem beruht der Leistungspulsindex bewußt auf einer einzigen Größe, der Pulsfrequenz. Wir haben bereits bei den besprochenen Funktionsprüfungen die Bedeutung der gleichzeitigen Blutdruckmessung hervorgehoben. Diese wichtige Kreislaufgröße wird bei der Methode der Messung der Leistungsfähigkeit von LEHMANN und MICHAELIS mitberücksichtigt.

C. Das Amplitudenpulsfrequenzprodukt nach Lehmann und Michaelis

Der Amplitudenpulsfrequenzprodukt-Test nach LEHMANN und MICHAELIS, modifiziert nach SEIDL, berücksichtigt die Blutdruckamplitude und die Pulsfrequenz während der Belastung. Das Produkt aus Blutdruckamplitude und Pulsfrequenz, das *Amplitudenfrequenzprodukt*, kann mit gewissen Einschränkungen als Maß für das Minutenvolumen des Herzens gelten. Um die Methode gleichermaßen für schwächliche und kräftige Menschen verwenden zu können, wird mit ansteigender Belastung am Fahrradergometer gearbeitet. Dabei läßt sich zeigen, daß das Amplitudenfrequenzprodukt zuerst oft wenig, dann aber zu einem früheren oder späteren Zeitpunkt verhältnismäßig rasch ansteigt. Der Grenz- oder Testwert liegt beim Erreichen der Zahl 10 000. Dabei ist die Fahrzeit bis zum Erreichen dieses Produktes das *Kriterium* zur Erfassung der Leistungsfähigkeit.

Als Belastungsart dient die Belastung am Fahrradergometer. In gleicher Weise wie bei der Bestimmung des Leistungspulsindex wird die Belastung von Minute zu Minute 1 mkg/Sek. erhöht.

Die Zahl der Pedalumdrehungen beträgt wie beim Leistungspulsindex 60 Umdrehungen pro Min.

Leistungspulsindex und Amplitudenpulsfrequenz können auch gleichzeitig durchgeführt werden, indem man aus der beim Amplitudenpulsfrequenztest gemessenen Pulsfrequenz den Leistungspuls errechnet.

Untersuchungsmethodik

Der Proband sitzt auf dem Fahrradergometer. Zunächst wird der systolische Blutdruck, danach die Pulsfrequenz für 15 Sek. und schließlich der diastolische Blutdruck gemessen. Dann wird mit der Radfahrarbeit begonnen. Wie beim Leistungspulsindex ist die Belastung während der ersten 2 Minuten 0 mkg/Sek., um dann mit Beginn der 3. Min. kontinuierlich von Minute zu Minute um 1 mkg/Sek. zu steigen. Mit Beginn jeder Minute werden systolischer Blutdruck, Puls für 15 Sek. und diastolischer Blutdruck gemessen. Ferner wird jeweils die Zeit nach Beendigung der diastolischen Blutdruckmessung registriert. Errechnet werden jeweils die Blutdruckamplitude und Pulsfrequenz/Min. Schließlich wird aus diesen beiden Zahlen das Produkt gebildet (Blutdruckamplitude $\times$ Pulsfrequenz). Die Versuchsperson fährt, bis das Produkt aus Blutdruckamplitude und Pulsfrequenz 10 000 erreicht bzw. überschritten hat. Die Fahrzeitdauer gibt Auskunft über die Belastungsfähigkeit des Kreislaufs. Da dieser Grenzwert nur selten am Ende einer Arbeitsminute auftritt, muß er auf graphischem Wege durch Interpolation der nächstliegenden Werte bestimmt werden.

Beurteilung

Für den männlichen Erwachsenen beträgt die mittlere Fahrzeit bis zum Wert 10 000 rund 8—12 Minuten, für weibliche Erwachsene etwa 6—9 Minuten. Die Fahrzeit des Hochleistungssportlers wird dagegen weit über 10 Minuten liegen, während die Fahrzeit bei einem schwachen Astheniker etwa 5—6 Minuten betragen kann.

Sicherlich kommt die wechselnde körperliche Disposition im Laufe eines Tages, aber auch die Einwirkung psychischer oder vegetativ wirksamer Maßnahmen auf diese bei der Messung des Amplitudenfrequenzproduktes zum Ausdruck; die Methode erfaßt auch Komponenten, die dem Bereich der Leistungsdisposition wie der Leistungsbereitschaft zuzuordnen sind.

Leider liegen über die Prüfmethode von klinischer Seite keine Unterlagen vor, obwohl das Verfahren sicherlich auch für klinische Zwecke brauchbar sein dürfte.

Literatur

Karrasch, K.; Müller, E. A.: Das Verhalten der Pulsfrequenz in der Erholungsperiode nach körperlicher Arbeit. Arbeitsphysiol. 14 (1951), S. 369
Lehmann, G.: Praktische Arbeitsphysiologie. Stuttgart 1953
Lehmann, G.; Michaelis, H.: Die Messung der körperlichen Leistungsfähigkeit, Arbeitsphysiol. 11 (1941), S. 376
Müller, E. A.: Ein Leistungs-Puls-Index als Maß der Leistungsfähigkeit. Arbeitsphysiol. 14 (1950), S. 271
Müller, E. A.: Die Messung der körperlichen Leistungsfähigkeit mit einem einzigen Prüfverfahren. Köln 1961
Müller, E. A.; Himmelmann, W.: Die Anwendung der fotoelektrischen Pulszähler. Methoden des Max-Planck-Instituts für Arbeitsphysiologie. Dortmund 1961
Müller, E. A.; Karrasch, K.: Der Einfluß der Pausenordnung auf die Ermüdung bei Schwerarbeit. Int. Z. angew. Physiol. einschl. Arbeitsphysiol. 16 (1955), S. 45

IV. KAPITEL

Kreislaufprüfungen mit Hilfe von Steptests

Im Schrifttum werden zur einfachen Durchführung von Leistungsprüfungen immer wieder Steptestverfahren vorgeschlagen. Dabei hat der Proband *eine Stufe in bestimmter Höhe*, die je nach Autor unterschiedliche Ausmaße hat, in einer festgelegten Zeiteinheit zu ersteigen. Vor und nach der Arbeitsverrichtung werden in festgelegten Intervallen verschiedene Kreislaufgrößen, meistens Pulsfrequenz und Blutdruck, bestimmt. Oft lassen sich bestimmte *Indexwerte*, nach denen die Leistungsfähigkeit festgestellt werden kann, ermitteln. Derartige Tests haben den Vorteil einer relativ einfachen Durchführung, der apparative Aufwand ist ebenfalls gering. Außerdem lassen sich wichtige Daten schnell auf entsprechenden Tabellen und Tafeln ermitteln. Für bestimmte Fragestellungen, z. B. bei Feststellung der Sporttauglichkeit, bei Leistungsprüfungen im militärischen Dienst, Betriebsuntersuchungen etc., erfreuen sich derartige Steptests gewisser Beliebtheit.

Die muskuläre Bewältigung des eigenen Körpergewichts beim Ersteigen einer Treppe bedingt jedoch, daß es sich bei derartigen Tests nicht um reine Kreislaufprüfverfahren, sondern um recht *komplexe Prüfungen* handelt. Da der Trainingszustand der Beinmuskulatur von Bedeutung ist, kann es vorkommen, daß z. B. die Stiegen für Sportler eine seltene oder ganz ungewohnte Belastung darstellen und dadurch, trotz objektiv guter Kreislauffunktionen, ungünstige Werte erzielt werden. Dazu kommt, daß das Körpergewicht bei der Steigarbeit individuell verschieden ist. Da dies naturgemäß von Person zu Person differiert, schwankt auch die Belastungsgröße. Die Übertragung der Ergebnisse einer solchen extremen, aber einseitigen Steigebelastung auf die spezifische sportliche Leistungsfähigkeit, z. B. des Schwimmers, Werfers etc., ist praktisch unmöglich.

Ein *Nachteil* aller Steptests ist ihre relativ große Streuung, besonders bei Wiederholungsuntersuchungen. Zum Teil ist diese darin begründet, daß sich bei Wiederholung des bereits bekannten Tests ein Trainingseffekt in der reinen Steigearbeit zeigt.

So konnten einige Versuchspersonen einer Versuchsreihe von PROKOP schon nach einigen Tagen wesentlich bessere Ergebnisse als beim ersten Mal erzielen, ohne daß sich die Kondition verbessert hätte.

Beachtet werden soll bei allen Steptests, daß die Versuchsperson die Knie durchstreckt bzw. die Arme im Rhythmus bewegt.

Schließlich sollte auch die *psychische Einstellung* des Probanden berücksichtigt werden; es ist zu beobachten, ob die Versuchsperson selbst daran interessiert ist, einen guten Testwert zu erzielen, oder ob sie den Test widerwillig durchführt. Eine wichtige Vorbedingung ist in jedem Fall eine ruhige Ausgangslage; der Prüfling sollte längere Zeit vor Durchführung des Tests ruhen, bis normale Ruhewerte erreicht sind.

A. Der Harvard-Steptest

Der Harvard-Steptest kann als diagnostischer Test zur Feststellung des Grades der funktionellen Leistungsfähigkeit gesunder Individuen bezeichnet werden. Da es sich um einen sehr anstrengenden Test handelt, muß normalerweise seiner Durchführung eine Durchuntersuchung vorausgehen, um Individuen mit Kreislaufstörungen oder Atembeschwerden davon auszuschließen. Der Test hat sich besonders in den USA bei der Auslese von Militärpersonen, von Athleten und zur Prüfung des Ergebnisses bei intensivem Training bewährt. Auch läßt sich damit feststellen, bei welchen jungen Männern und Frauen die körperliche Leistungsfähigkeit so weit unter dem Durchschnitt liegt, daß ein besonderes Training empfehlenswert ist.

Methodik

Beim Harvard-Test steigt die Versuchsperson 30 Mal pro Min. auf eine Bank oder ein Podium von 51 cm (20 inches) Höhe hinauf und wieder herunter. Diese Übung wird 5 Min. lang durchgeführt, falls sie nicht infolge Ermüdung vorher abgebrochen werden muß. Gleich danach setzt sich die Versuchsperson, wobei die Pulsfrequenz nach 1 bis $1^{1}/_{2}$, 2 bis $2^{1}/_{2}$ und 3 bis $3^{1}/_{2}$ Min. bestimmt wird.

Der Tauglichkeitsindex (T.I.) wird wie folgt berechnet:

$$\text{T.I.} = \frac{\text{Dauer der Übung in Sek.} \times 100}{2 \times \text{die Summe der in den 30 Sek. gemessenen Pulsfrequenzwerte}}$$

Beispiel

Ein Proband hält den Test 5 Min. = 300 Sek. lang durch. Die Pulsfrequenz von der 60.–90. Sek. soll 75, von der 120.–150. Sek. 60 und von der 180.–210 Sek. 45 Pulse betragen. Dann ist die Gesamtsumme gleich 180. In die Formel eingesetzt, ergibt das einen

$$\text{Index} = \frac{300 \times 100}{2 \times (75 + 60 + 45)} = \frac{30\,000}{2 \times 180} = 83$$

Die Beurteilung erfolgt nach folgenden Indexwerten:

Index unter 55 = schlechte Leistungsfähigkeit
Index 55—64 = unteres Mittel
Index 65—79 = oberes Mittel
Index 80—90 = gute Leistungsfähigkeit
Index über 90 = sehr gute Leistungsfähigkeit

Modifikation des Originaltests

MONTOYE hat diese Berechnung im Sinne einer Zeitersparnis derart modifiziert, daß nur die 1. Pulszählung, 1 bis $1^1/_2$ Min. nach der Übung, nötig ist. Dieser Schnelltauglichkeitsindex (S.T.I.) wird folgendermaßen berechnet:

$$\text{S.T.I.} = \frac{\text{Dauer der Übung in Sek.} \times 100}{5,5 \times \text{die Anzahl der zwischen der 60. und 90. Sek. gezählten Pulsschläge}}$$

Zur Vereinfachung können die Indexwerte aus einer Tabelle abgelesen werden.

Die nach diesen beiden Methoden berechneten Indizes stimmen fast überein. Mit der Schnellmethode kann man insbesondere bei Reihenuntersuchungen viel Zeit ersparen.

Auf Grund der Testergebnisse lassen sich die Versuchspersonen folgendermaßen einteilen:

Tauglichkeitsindex unter 50 schlecht
Tauglichkeitsindex 50 bis 80 durchschnittlich
Tauglichkeitsindex über 80 gut

Der Originaltest ist für erwachsene Männer bestimmt. Bei entsprechender Modifizierung kann er jedoch auch zur Prüfung von Frauen, Knaben und Mädchen angewendet werden, wenn die Höhe der Stufe bzw. die Testzeit reduziert wird. Hierfür eignet sich besonders ein verstellbarer Schemel, dessen Höhe von ca. 40 bis 51 cm beliebig verändert werden kann und der am Podium befestigt ist, von welchem die Versuchsperson hinaufsteigt.

Das Hinauf- und Heruntersteigen geschieht im Takt nach einem Metronom mit 120 Schlägen pro Min. Mit dem ersten Schlag steigt die Versuchsperson mit einem Bein hinauf, mit dem nächsten Schlag mit dem zweiten, beim dritten Schlag geht das erste Bein wieder herunter, und mit dem vierten Schlag auch das zweite.

Tabelle 5

Indexwert des Harvard-Steptests (Schnelltauglichkeitsindex)

Dauer der Übung	Pulszahlen von 1 Min. bis 1 Min. 30 Sek. nach Arbeitsende										
	40 bis 44	45 bis 49	50 bis 54	55 bis 59	60 bis 64	65 bis 69	70 bis 74	75 bis 79	80 bis 84	85 bis 89	90 und darüber
2' 0"–2' 29"	60	50	45	45	40	35	35	30	30	30	25
2' 30"–2' 59"	70	65	60	55	50	45	40	40	35	35	35
3' 0"–3' 29"	85	75	70	60	55	55	50	45	45	40	40
3' 30"–3' 59"	100	85	80	70	65	60	55	55	50	45	45
4' 0"–4' 29"	110	100	90	80	75	70	65	60	55	55	50
4' 30"–4' 59"	125	110	100	90	85	75	70	65	60	60	55
5'	130	115	105	95	90	80	75	70	65	65	60

Einwände

Man hat an diesem Test bemängelt, daß der Tauglichkeitsindex auf Grund von zwei ganz verschiedenen Messungen, der Dauer der Übung und der Pulsfrequenz nach dem Test, berechnet wird. BROUHA, GRAYBIEL und HEATH haben bei denjenigen Versuchspersonen, die den Test nicht bestehen konnten, nur die Zeitdauer berücksichtigt. Die Verwendung zweier Kriterien hat jedoch den Vorteil einer besseren Bewertung des Tauglichkeitsindizes: Die am besten qualifizierten Versuchspersonen beenden den 5-Minuten-Test und zeigen nachher eine langsame Pulsfrequenz. Die weniger tauglichen können den Test zwar auch ganz durchführen, ihr Puls ist aber beschleunigt. Die schwächsten Versuchspersonen können den Test nicht zu Ende führen und haben nachher doch einen raschen Puls.

Beides sind Faktoren, die für einen niedrigen Tauglichkeitsindex verantwortlich sind. BROUHA und Mitarbeiter ermittelten bei Studenten in Harvard Indizes von 15 bis 120. In Kapstadt wurden bei Untersuchungen, die sich über mehrere Jahre erstreckten, Werte von 18 bis 118 errechnet. Sowohl Zatopek als auch Bannister wiesen während des Trainings einen Index von 172 auf (CURETON).

FLETCHER hat gezeigt, daß bei täglicher Ausführung dieses Testes eine Anpassung an die Anstrengung erfolgt und der Tauglichkeitsindex besser wird.

Es gibt außerdem viele Beweise dafür, daß durch ein systematisches körperliches Training — ohne Ersteigen hoher Stufen — die Leistung beim Steptest verbessert werden kann.

Der Harvard-Steptest ist ein sehr anstrengender Test; er ist im allgemeinen nicht sehr beliebt, da keine Versuchsperson gerne bereit ist, einen Test, der bis zur Erschöpfung dauert, noch einmal zu wiederholen.

Außerdem wird eingewendet, daß mit dem Harvard-Steptest nur die Fähigkeit zur Ausführung dieses Testes geprüft werde und daher keine Beziehung zu anderen Tauglichkeitsprüfungen bestehe. Eine große Schwierigkeit ergibt sich weiterhin bei kurzgliedrigen Probanden, die die Stufenhöhe von 51 cm nur mit großer Mühe bewältigen können und daher benachteiligt sind. Andererseits haben Untersuchungen von ASTRAND und RHYMING, MONTOYE und SELTZER gezeigt, daß der Harvard-Test doch einen guten Einblick in die Leistungsfähigkeit ermöglicht, sich Beziehungen zur maximalen Sauerstoffaufnahme ergeben und er mit geringem technischem Aufwand zu absolvieren ist.

REEDY und SAOGER haben den Versuch unternommen, den Harvard-Test zur Größe und zum Gewicht in Beziehung zu setzen. Während sich Beziehungen zur Körpergröße nicht aufzeigen ließen, fand sich eine Relation zum Körpergewicht. Schwere Versuchspersonen haben etwas niedrigere Indizes, so daß deren Ergebnisse mit Vorsicht bewertet werden sollen. Von anderen Autoren konnten derartige Beziehungen nicht gefunden werden.

Im deutschen Schrifttum ist der Harvard-Steptest selten beschrieben. Er wurde bisher im wesentlichen nur zu Vergleichsuntersuchungen herangezogen; über größere Erfahrungen findet sich kein Hinweis.

Literatur

Brouha, L.; Graybiel, A.; Heath, C. W.: The step test. A simple method of measuring physical fitness for hard muscular work in adult man. Rev. canad. biol. 2 (1943), S. 86
Cureton, T. K.: J. Amer. Med. Ass. 162 (1956), S. 1139
Fletcher, J. G.: Maximal work production in man. J. appl. Physiol. 15 (1950), S. 764
Prokop, L.; Slapak, L.: Sport und Kreislauf. Wien 1958
Montoye, H. I.: The »Harvard Step Test« and work capacity. Rev. canad. biol. 11 (1953), S. 491
Rhyming, I.: A modified Harvard step test for the evaluation of physical fitness. Arbeitsphysiol. 15 (1953), S. 235

B. Modifizierter Steptest nach Master

Beim modifizierten Steptest nach MASTER müssen die beiden Stufen der Mastertreppe (siehe Abb. 2, Seite 19) in jeweils 2-Sekunden-Intervallen auf und ab gestiegen werden. Der Test ist daher außerordentlich anstrengend und am besten auf einer Rundtreppe (Abb. 3, Seite 24) zu absolvieren, da infolge der schnellen Kehrtwendung Schwindelgefühl und Balanceschwierigkeiten auftreten können.

Tabelle 6
Modifizierter Master-Steptest

Puls $a + a' + a''$	Leistungs- koeffizient	Puls $a + a' + a''$	Leistungs- koeffizient	Puls $a + a' + a''$	Leistungs- koeffizient
100	150	129	116	172—173	87
101	149	130	115	174—175	86
102	147	131—132	114	176—177	85
103	146	133	113	178—179	84
104	144	134	112	180—181	83
105	143	135	111	182—184	82
106	142	136	110	185—186	81
107	140	137—138	109	187—188	80
108	139	139	108	189—191	79
109	138	140	107	192—193	78
110	136	141—142	106	194—196	77
111	135	143	105	197—198	76
112	134	144	104	199—201	75
113	133	145—146	103	202—204	74
114	132	147	102	205—206	73
115	130	148—149	101	207—209	72
116	129	150	100	210—212	71
117	128	151—152	99	213—215	70
118	127	153	98	216—218	69
119	126	154—155	97	219—222	68
120	125	156—157	96	223—225	67
121	124	158	95	226—229	66
122	123	159—160	94	230—232	65
123	122	161—162	93	233—236	64
124	121	163	92	237—239	63
125	120	164—165	91	240—243	62
126	119	166—167	90	244—247	61
127	118	168—169	89	248—250	60
128	117	170—171	88		

Die Übungsdauer sollte 5 Min. betragen. Wird sie aber vorzeitig abgebrochen, so wird die Zeitdauer in einem Leistungskoeffizienten nach folgendem Schema festgehalten:

Bis zu 2 Min.   = Leistungskoeffizient 25
2 bis 3 Min.   = Leistungskoeffizient 38
3 bis $3^1/_2$ Min. = Leistungskoeffizient 44
$3^1/_2$ bis 4 Min. = Leistungskoeffizient 52
4 bis $4^1/_2$ Min. = Leistungskoeffizient 55
$4^1/_2$ bis 5 Min. = Leistungskoeffizient 59

Hält der Proband die 5 Min. durch, wird nur die Pulsfrequenz in 3 Phasen von je 30 Sek. gemessen:

$$60 \text{ bis } \ \ 90 \text{ Sek. nachher} - \text{Ziffer a}$$
$$120 \text{ bis } 150 \text{ Sek. nachher} - \text{Ziffer a}'$$
$$180 \text{ bis } 210 \text{ Sek. nachher} - \text{Ziffer a}''$$

Der Leistungskoeffizient errechnet sich aus folgender Formel:

$$\frac{t \times 100}{2 \times (a + a' + a'')}$$

t — Übungsdauer = 300 Sek. Er kann auf der Tabelle abgelesen werden.

Beurteilung: Leistungskoeffizient unter 55 $\quad$ = schlecht
$$\text{von } 55\text{–}79 \quad = \text{durchschnittlich}$$
$$\text{von } 80\text{–}89 \quad = \text{gut}$$
$$90 \text{ und mehr} \quad = \text{hervorragend}$$

Literatur

Master, A. M. u. Mitarb.: The »two-Step« exercise and anoxemia test. M. Clin. North Amer. 35 (1950), S. 705
Heiss, F.: Praktische Sportmedizin. Sportärztliche Untersuchungen und Beratungen. Stuttgart 1964

C. Stufentest nach Hettinger-Rodahl

Der Stufentest nach HETTINGER und RODAHL strebt eine gewisse Standardisierung insofern an, als das Körpergewicht und die Beinlänge berücksichtigt und die Beurteilungsgrößen, Pulsfrequenz und systolischer Blutdruck gewertet werden.

Als Belastungsart wird eine Stufe der Auftrittsfläche 40×50 cm benutzt. Sie ist in der Höhe von 0,5 zu 0,5 variierbar, wobei die Stufenhöhe individuell auf Grund der gemessenen Beinlänge bestimmt wird. Die Stufenhöhe ist so orientiert, daß jeder Proband die Stufe mit gleichem Schwierigkeitsgrad ersteigt, wobei Hüft- und Kniewinkel zusammen auf diese Weise 210° ergeben. Zur weiteren Berechnung muß außerdem noch das Körpergewicht in kg bestimmt werden.

Die Beinlänge wird vom Fußboden (barfuß) bis zur Kuppe des Trochanter major gemessen, die individuelle Stufenhöhe läßt sich einer Tabelle entnehmen (Tab. 7, Seite 99).

Die Arbeitsbelastung läßt sich aus der Multiplikation des Körpergewichtes in kg mit der Stufenhöhe in Metern berechnen. Auch hier läßt sich die Belastung einem Diagramm entnehmen (Abb. 26, Seite 97).

Methodik

Jeder Proband hat die Stufe 25 mal in einer Minute zu besteigen. Der entsprechende Rhythmus eines Metronoms wird auf 100 Schl./Min. eingestellt. Mit dem ersten Metronomschlag wird der linke Fuß auf die Stufe gesetzt und der rechte Fuß mit dem zweiten Metronomschlag nachgezogen. Der Proband steht

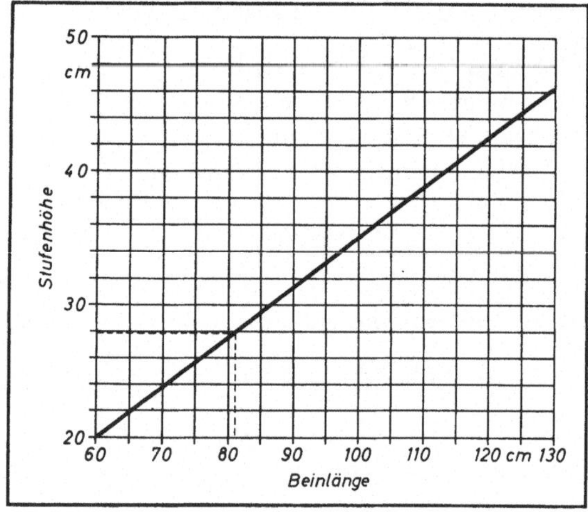

Abb. 25   *Stufenhöhe in Abhängigkeit von der Beinlänge*

dann aufrecht auf der Stufe. Mit dem dritten Metronomschlag wird rückwärts, mit dem linken Fuß beginnend, wieder abgestiegen und mit dem vierten Metronomschlag der rechte Fuß nachgezogen, so daß der Proband wieder auf dem Boden steht. Insgesamt muß die Stufe 50 mal erstiegen werden, das ergibt eine Belastungsdauer von 2 Min.

Vor Beginn des Versuches werden im Sitzen systolischer Blutdruck und Pulsfrequenz für jeweils 15 Sek. ermittelt und diese Messung so lange wiederholt, bis konstante Werte eingetreten sind.

Nach Durchführung der Belastung wird zwischen der 10. und 15. Sek. der systolische Blutdruck gemessen und von der 15. bis 30. Sek. die Pulsfrequenz gezählt. Auf gleiche Weise werden nochmals 2 und 5 Min. nach der Belastung systolischer Blutdruck und Pulsfrequenz gemessen.

Berechnung des Index

Der Index errechnet sich nach folgenden 2 Formeln:

$$1.\ \frac{(R_1 - R_r) + (R_2 - R_r) + (R_5 - R_r)}{4} +$$

$$(P_1 - P_r) + (P_2 - P_r) + (P_5 - P_r) =\ \text{Summe}$$

$$2.\ \text{Index} = \frac{\text{Summe aus Formel 1}}{\text{Belastung in mkg/Stufe}} \times 100$$

In der Formel bedeutet:

R_r = Systolischer Blutdruck in Ruhe

R_1 = Systolischer Blutdruck direkt nach Belastung

R_2 = Systolischer Blutdruck 2 Min. nach Belastung

R_5 = Systolischer Blutdruck 5 Min. nach Belastung

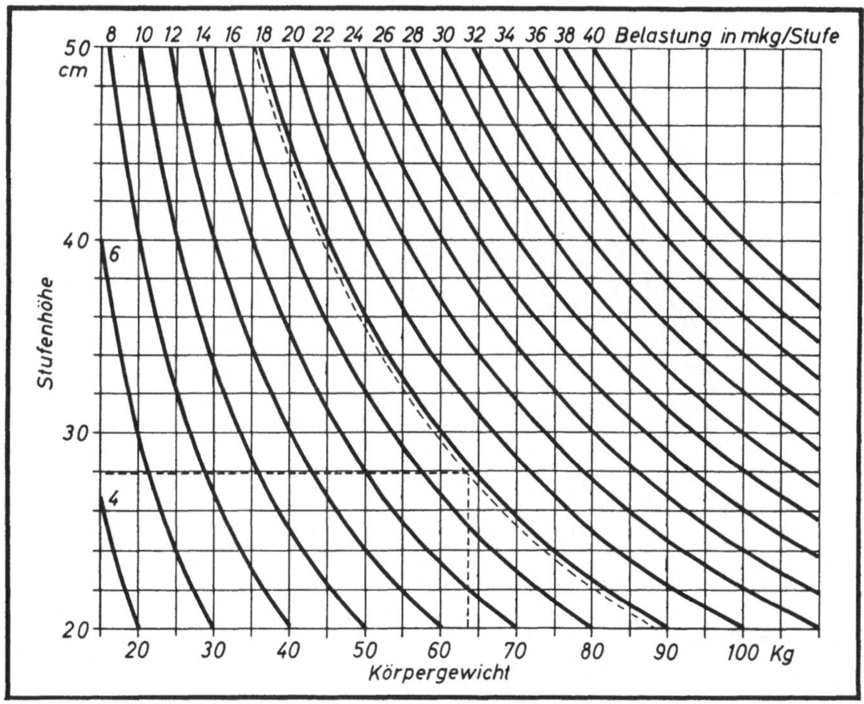

Abb. 26 *Belastung im Steptest, errechnet aus Stufenhöhe und Körpergewicht*

P_r = Ruhepulsfrequenz
P_1 = Pulsfrequenz für 15 Sek. sofort nach Belastung
P_2 = Pulsfrequenz für 15 Sek. 2 Min. nach Belastung
P_5 = Pulsfrequenz für 15 Sek. 5 Min. nach Belastung

Um eine Überbewertung zu verhindern, wird die Summe der Blutdruckdifferenzen durch 4 dividiert.

Beispiel

A. H. 33 J.

Höhe des Trochanter major	0,80 m
Stufenhöhe	0,275 m
Körpergewicht	63,6 kg
Belastung = 63,6 × 0,275 = 17,5 mkg/Stufe	

	Systolischer Blutdruck	Pulsfrequenz für 15 Sek.
Ruhe	102 (R_r)	21 (P_r)
Sofort nach Belastung	138 (R_1)	31 (P_1)
2 Min. nach Belastung	120 (R_2)	24 (P_2)
5 Min. nach Belastung	110 (R_5)	22 (P_5)

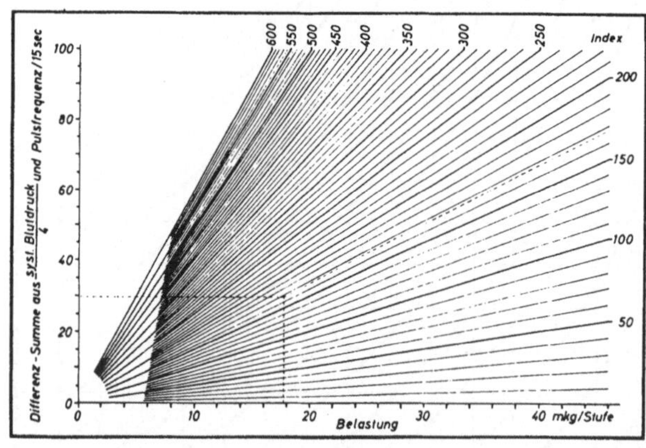

Abb. 27 *Steptest-Index, errechnet aus Differenzsumme und Belastung nach Hettinger-Rodahl*

$$\text{Formel 1} = \frac{36 + 18 + 8}{4} + 10 + 3 + 1 = 15,5 + 14 = 29,5$$

$$\text{Formel 2} = \frac{29,5}{17,5} \times 100 = 169$$

Tabelle 7
Stufenhöhe in Abhängigkeit von der Beinlänge

Beinlänge cm	Stufenhöhe cm	Beinlänge cm	Stufenhöhe cm	Beinlänge cm	Stufenhöhe cm
60	20,0	84	29,0	108	38,0
61	20,5	85	29,5	109	38,5
62	21,0	86	30,0	110	39,0
63	21,0	87	30,0	111	39,0
64	21,5	88	30,5	112	39,5
65	22,0	89	31,0	113	40,0
66	22,0	90	31,5	114	40,5
67	22,5	91	31,5	115	40,5
68	23,0	92	32,0	116	41,0
69	23,5	93	32,5	117	41,5
70	24,0	94	33,0	118	42,0
71	24,0	95	33,0	119	42,0
72	24,5	96	33,5	120	42,5
73	25,0	97	34,0	121	43,0
74	25,0	98	34,0	122	43,5
75	25,5	99	34,5	123	44,0
76	26,0	100	35,0	124	44,0
77	26,0	101	35,5	125	44,5
78	27,0	102	36,0	126	45,0
79	27,0	103	36,0	127	45,5
80	27,5	104	36,5	128	45,5
81	28,0	105	37,0	129	46,0
82	28,5	106	37,5	130	46,5
83	28,5	107	38,0		

Beurteilung des Index

Der mittlere Index beträgt für Männer 100 und für Frauen 165. Als normal muß man bei Jugendlichen zwischen 8 und 14 Jahren eine Abweichung vom Mittelwert von ± 70 ansehen, etwa vom 16. Lebensjahr an liegt eine Abweichung bei Frauen von ± 50 vom Mittelwert, und beim Mann von ± 30 noch im Bereich der Norm.

Je höher der Indexwert, desto schlechter ist die Belastungsfähigkeit des Kreislaufs.

Literatur

Hettinger, Th.: Beurteilungskriterien in Kreislauffunktionsprüfungen. Sportarzt (1963) Nr. 5, S. 92–95
Hettinger, Th.: Die Leistungsfähigkeit des Menschen und deren Messung. Münch. med. Wschr. 39 (1961), S. 1860–1864
Hettinger, Th.; Rodahl, K.: Dtsch. med. Wschr. 85 (1960), S. 553

D. Stufentest nach Hugh-Jones

Der Hugh-Jones-Test wurde zur Beurteilung von Atemstörungen entwickelt und findet bei der Beurteilung von Silikotikern auch in Deutschland Anwendung.

Die Belastungsprobe besteht darin, daß der Proband in einem bestimmten Tempo nach dem Metronom so lange eine Stufe hinauf- und hinuntersteigen muß, bis eine Dyspnoe auftritt oder bis die geforderte Norm erreicht wird. Die Zahl der bestiegenen Stufen bildet das Ergebnis.

Man benutzt Stufen verschiedener Höhe. Bei einem Körpergewicht von über 70 kg soll die Stufenhöhe 16 cm betragen, bei einem Körpergewicht von 57—80 kg 20 cm und 24 cm bei einem Körpergewicht unter 57 kg. Das Metronom wird auf 80 Schl./Min. eingestellt, so daß 20 Stufen in je 4 Zeiten in 1 Minute gestiegen werden. Die Stufe wird nicht überstiegen, sondern ohne Wendung zurückgegangen. Es wird somit in 5 Min. eine Gesamthöhe von 16 bzw. 20 und 24 m erreicht.

Die Probe wird mit entblößtem Oberkörper durchgeführt, und der untersuchende Arzt unterhält sich mit dem Patienten, wobei man durch die Sprechweise schon Rückschlüsse auf eine bestehende Kurzatmigkeit ziehen kann. Eine Reihe von Symptomen zeigt den Beginn der Dyspnoe an, wie zum Beispiel Öffnen des Mundes, Nicht-mehr-schließen-Können des Mundes und abgehackte, mühsame Sprache. Die Dyspnoe darf nicht mit der bei jeder Anstrengung auftretenden Tachypnoe verwechselt werden. Man ist in der Lage, die verschiedenen Formen der Dyspnoe, wie inspiratorische, expiratorische oder eine gemischte Form zu erkennen. Die Probe setzt gewisse ärztliche Erfahrung voraus und sollte daher nicht von einer Hilfskraft beaufsichtigt werden. Je nach der geleisteten Stufenzahl werden vier Dyspnoegrade unterschieden:

bei 80 und mehr Stufen besteht der Grad	0
bei 40 bis 80 Stufen besteht der Grad	I
bei 20 bis 40 Stufen besteht der Grad	II
bei 1 bis 20 Stufen besteht der Grad	III
bei Ruhedyspnoe besteht der Grad	IV
die Anwendung der Stufenbelastung entfällt dann	

Literatur

Bolt, W.; Kann, J.; Valentin, H.; Venrath, H.: Vergleichende Untersuchungen gebräuchlicher Herz-Kreislauf-Funktionsprüfungen im Hinblick auf die Beurteilung von Silikosekranken. Arch. Gewpath. Gewhyg. 14 (1956), S. 340—356
Hugh-Jones, P.: Brit. Med. Journ. 12 (1952), S. 65

E. Kombinierter Belastungstest nach Kaltenbach-Klepzig

Den besprochenen Steptests haften Nachteile an, die ihrer allgemeinen Einführung hinderlich sind. Der Wunsch nach einer einfachen Funktionsprüfung ist jedoch so groß, daß immer wieder neue Belastungstests beschrieben werden. In einer Zusammenstellung der gebräuchlichsten »einfachen« Funktionsprüfungen mit ihren Vor- und Nachteilen führen TSCHIRDEWAHN, KALTENBACH und KLEPZIG als wichtigsten Nachteil der beschriebenen Steptests die ungenügende Festlegung der aufzubringenden Leistung, den teilweise schlechten Wirkungsgrad der Arbeitsmuskulatur sowie die oft unzureichende Belastung des Probanden an. Die Autoren haben aus diesem Grund eine Stufe entwickelt, die in der Höhe von 0—50 cm im Abstand von 5 cm verstellbar ist und sich durch eine über der Stufe angebrachte Sprossenwand für die Hände von anderen Stufen unterscheidet. Durch diese Sprossenwand muß der Proband die Hände mitbenutzen und sich an dieser mit beiden Händen festhalten, um sich daran hochzuziehen. Es wurde also eine Belastung sowohl der Hände als auch der Beine erreicht.

Die Stufe besteht aus einer Auftrittsfläche von 36 × 62 cm, darüber ist eine kleine Sprossenwand mit sechs, jeweils 85 mm auseinanderliegenden Sprossen angebracht.

Außerdem ist an der Sprossenwand ein Anschlag befestigt, der so eingestellt wird, daß ihn die Versuchsperson gerade mit dem Kopf berührt, wenn sie mit durchgedrückten Knien auf der Stufe steht. So soll gewährleistet sein, daß der Proband bei jedem Aufstieg das volle Körpergewicht um die gewünschte Höhe verlagert.

Die Belastung ist variierbar, sie errechnet sich aus dem Körpergewicht des Probanden, der Stufenhöhe und der Besteigungszahl. Die Einstellzahl des Probanden erhält man, wenn man die Besteigungszahl (h) mit 4 multipliziert. Die Einstellzahlen des Metronom für den Leistungsbereich von 20—150 Watt sind entsprechend einem Körpergewicht von 40—120 kg auf den Stufen 0,1 bis 0,5 m in Tab. 8, S. 104 angegeben, wobei die Einstellzahl von 40 als untere Grenze gilt. Der Vorteil dieser Belastungsstufe scheint darin zu liegen, daß die Art der Belastung dem Leistungsvermögen der Untersuchungsperson angepaßt werden kann.

Will man beispielsweise eine maximale Leistung erzielen, kann die Besteigung im Zweiertakt erfolgen, wobei die Versuchsperson nur mit einem Bein die Stufe hinauf und hinuntergeht, während das andere Bein auf der Stufe stehen bleibt. Zur Durchführung einer EKG-Untersuchung zwecks Feststellung einer koronaren Minderdurchblutung kann die Belastung nach Art des Master Tests (siehe S. 18) durchgeführt werden. Die Prüfung der Leistungsfähigkeit sollte auf Belastungsstufen zwischen 40 und 100 Watt nach der beschriebenen Methodik erfolgen. Dazu muß die Wattleistung in mkg/Sek. umgerechnet werden. Bekanntlich ist 1 mkg/Sek. 9,81 Watt.

Danach ist die Leistung L bei bekannter Stufenhöhe (m) bekanntem Gewicht (kg) und bestimmter Besteigungszahl n $\times$ m

$$L = \frac{9,81 \cdot n \cdot m \cdot kg}{60} \text{ Watt und daraus } n = \frac{L \cdot 60}{9,81 \cdot m \cdot kg}$$

Methodik

Der Proband steht vor der Stufe und hält sich mit beiden Händen an einer für ihn bequem erreichbaren Sprosse fest. Er setzt dann den rechten Fuß auf das Brett, zieht den linken hinterher. So besteht jede Besteigung aus vier Teilabschnitten. Da der Proband sich mit den Armen hochzieht, arbeitet er sowohl mit der Bein- als auch mit der Armmuskulatur. Die Schrittgeschwindigkeit wird mit Hilfe eines Metronoms angegeben.

Wie weit sich diese variierbare Stufe im klinischen Bereich durchsetzen wird, bleibt abzuwarten. Sicherlich hat die Bein- und Armarbeit Vorteile gegenüber der reinen Steigearbeit; ein weiterer Vorteil ist die unterschiedliche Anwendbarkeit für Untersuchungen verschiedenen Schweregrades.

Literatur

Tschirdewahn, B.; Kaltenbach, M.; Klepzig, H.: Eine dosierbare Stufenbelastung für Arm- und Beinarbeit im Vergleich zum Fahrradergometer. Archiv Kreislaufforsch. 42, 1963, S. 45

Ein hydraulischer Stufentester zur einfachen Durchführung dosierter Funktionsprüfungen des Herzens und Kreislaufs wurde jetzt von CLAASEN angegeben. Es handelt sich um einen stufenlos hydraulisch oder mechanisch höhenverstellbaren Auftritt, der es bei einem als optimal befundenen Auf- und Abstiegstempo von 20/Min. gestattet, eine vorher nach mkg/Sek. bzw. Watt festgelegte Leistung allein mittels Einstellung des Körpergewichts des Probanden auf einer entsprechend geeichten und am Auftritt angebrachten Meßlatte zu bestimmen.

Das an über 5000 Patienten erprobte und für 50 bis 70 Watt eingerichtete Gerät ist geeignet für eine routinemäßige, jegliche Rechenarbeit ersparende Herz-Kreislauf-Funktionsprüfung.   (W. Claasen, Med. Klinik 60, 6, 1965, S. 211.)

Zusammenstellung der gebräuchlichsten »einfachen« Herzfunktionsprüfungen mit ihren Vor- und Nachteilen nach Tschirdewahn, Kaltenbach und Klepzig

Test	Vorteile	Nachteile
Kniebeugen oder Treppensteigen	Überall durchführbar, geringster materieller und personeller Aufwand.	Nicht eichbar und reproduzierbar, vorzeitige Ermüdung der Beinmuskulatur.
Harvard-Steptest	Geringer materieller und personeller Aufwand.	Nicht eichbar und reproduzierbar, Stufe zu hoch, schlechter Wirkungsgrad der Beinmuskulatur, nur für gesunde Personen geeignet, zu kurze Belastungszeit.
James-Box-Test	Geringer personeller und materieller Aufwand, grobe Berücksichtigung des Körpergewichtes.	Nicht exakt eichbar und reproduzierbar, Dyspnoe als Gradmesser der Leistungsfähigkeit nicht gut geeignet.
Master-Two-Step Exercise-Test	Geringer materieller und personeller Aufwand, relativ gleiche Belastung für jede Person, durch nach Alter, Gewicht und Geschlecht festgelegte Besteigungszahl. Bester Test zur Aufdeckung der Koronarinsuffizienz.	Nicht exakt eichbar und reproduzierbar, Belastungszeit zu kurz zur Erfassung der Herz- und Kreislaufreserven. Zur Aufdeckung der Koronarinsuffizienz oft zu geringe Leistung.
Schneider-Test	Geringer materieller und personeller Aufwand.	Nicht eichbar und reproduzierbar, Belastungszeit zu kurz.
Hugh-Jones-Test	Eichbar und reproduzierbar, geringer materieller und personeller Aufwand.	Zu geringe Belastung, Atemvolumen schlechtes Kriterium der Leistungsfähigkeit, da die Normwerte in weiten Grenzen schwanken, b. respiratorischer Insuffizienz unbrauchbar.
Stufentest nach Hettinger und Rodahl	Geringer materieller und personeller Aufwand, eichbar und reproduzierbar, Berücksichtigung der Beinlänge bei Wahl der Stufenhöhe.	Zu kurze Belastungszeit, Messung der Kreislaufgrößen 10 bis 30 Sek. nach Belastung ergibt keine genauen Werte mkg/Stufe keine exakte Leistungsangabe. Die Verschiedenheit des Körpergewichtes läßt die Belastungsgröße trotz formelmäßiger Berücksichtigung zu stark variieren.

Tabelle 10

Metronomfrequenz (Schläge/Min.) und Stufenhöhe für Belastungen von 2–15 mkg/Sek. (entsprechend etwa 20–150 Watt). Eine Besteigung der Stufe erfordert jeweils 4 Metronomschläge. Beim »2er«-Takt erfordert jede Besteigung nur 2 Taktteile. Hierzu wird die in der Tabelle angegebene Frequenz halbiert

mkg/Sek. Körpergewicht kg	2 Stufe	m	2,5 Stufe	m	3 Stufe	m	4 Stufe	m	5 Stufe	m	7,5 Stufe	m	10 Stufe	m	12,5 Stufe	m	15 Stufe	m
40	80		75		72		80		75		90		120					
42	76		71		68		76		71		86		114					
44	73		68		65	0,25	73		68		82		109					
46	70		65		78		70		65	0,4	78		104					
48	67		62		75		67		71		75		100					
50	64		60	0,2	72		64	0,3	68		72		96		120			
52	61		77		69		74		66	0,35	69		92		115			
54	59		74		67		71		74		67	0,5	89		111			
56	57		71		64		68		71		71		86		107			
58	55	0,15	69		62		66		69		69		83		103			
60	80		67		60	0,2	64	0,25	67		67	0,45	80		100		120	
62	77		64		77		77		64	0,3	72		77		97		116	
64	75		62		75		75		75		70		75		94		112	
66	73		61		73		73		73		68		73		91		109	
68	71		59		70		70		71		66	0,4	70		88		106	
70	69		57		69		69		69		73		69		86		103	
72	67		55		67		67		67		71		67	0,5	83		100	
74	65		54	0,15	65		65		65		69		72		82		97	
76	63		79		63		63		63	0,25	68		70		79		95	
78	61		77		61		61		77		66	0,35	68		77		92	
80	60		75		60		60	0,2	75		75		67	0,45	75		90	
82	58		73		58		78		73		73		73		73		88	
84	57		71		57		76		71		71		71		71		86	
86	56		70		56		74		70		70		70		70		84	
88	54		68		54	0,15	72		68		68		68		68		82	
90	53		67		80		71		67		67		67	0,4	67	0,5	80	
92	52		65		78		69		65		65		74		72		78	
94	51		64		77		68		64		64		73		71		77	
96	50		62		75		66		62		62		71		69		75	
98	49		61		73		65		61		61		70		68		73	
100	48		60		72		64		60	0,2	60		68		67	0,45	72	
102	47		59		71		63		78		59		67		74		71	
104	46		58		69		61		77		58	0,3	66		72		69	
106	45		57		68		60		75		79		65	0,35	71		68	
108	44		56		67		59		74		77		74		69		67	0,5
110	44		55		65		58		73		76		73		68		73	
112	43		54		64		57		71		75		71		67		71	
114	42		53		63		56		70		73		70		66		70	
116	41		52		62		55		69		72		69		65		69	
118	41		51		61		54		68		71		68		64		68	
120	40	0,1	50	0,1	60	0,1	53	0,15	67	0,15	70	0,25	67	0,3	62	0,4	67	0,45

V. KAPITEL

Leistungsprüfungen am Laufbandergometer

A. Allgemeines

Das Laufbandergometer wird nur in wenigen Laboratorien Deutschlands zur Leistungsprüfung herangezogen. Die Zurückhaltung wird damit begründet, daß die Belastung nicht exakt dosierbar sei. Außerdem wird angegeben, daß durch unterschiedliche Schrittlänge sowie durch unterschiedliche Koordination der Bewegungen erhebliche Wirkungsgradunterschiede entstehen, die sich entsprechend auf den Sauerstoffverbrauch und andere Kreislaufgrößen auswirken.

Da das Körpergewicht von vornherein einen wesentlichen Teil der Belastungsgröße darstellt, kann der Kraftaufwand nicht bei Null, sondern erst bei einer Kraft, die das Körpergewicht heben kann, beginnen. Infolgedessen sind niedrigste Arbeitsstufen nicht einstellbar. Höhere Leistungen sind nur durch Erhöhung des Tempos zu erzielen, womit wiederum Wirkungsgradänderungen auftreten, die eine zuverlässige Beurteilung der Herzleistungsfähigkeit erschweren.

Nach HOLLMANN ist die statistische Streubreite der Sauerstoffaufnahme schon in niederen Arbeitsstufen für Läufer nahezu doppelt so groß wie für Radfahrer. Außerdem wird angeführt, daß die Belastung nicht exakt reproduzierbar sei.

Trotz dieser Einschränkungen wird in den angelsächsischen Ländern, besonders den USA, das Laufbandergometer vorzugsweise zu Funktionsprüfungen verwendet. Hier wird der Standpunkt vertreten, daß das Gehen die physiologischste Bewegungsform darstellt, daß durch eine Belastungsprüfung weniger die energetische als vielmehr die leistungsmäßige Kapazität eines Menschen zu prüfen sei. Diese Gesamtarbeitsbelastung veranlaßt den Organismus zu funktionellen Optimal- oder Maximalleistungen, wobei die physiologischen Anpassungsvorgänge während der Arbeit Rückschlüsse auf die Arbeitskapazität zulassen. Die Bestimmung der Leistungsgrenze wird dabei im allgemeinen so durchgeführt, daß eine Arbeit mit geringer Belastung begonnen und in regelmäßigen Zeitabständen bis zum Auftreten besonders gewählter physiologischer Kriterien gesteigert wird. Dieses Verfahren hat den Vorzug, daß die wesentlichen funktionellen Werte in einem einzigen verhältnismäßig kurzen Versuchsgang gewonnen werden können.

B. Der Laufbandtest nach Balke

Bei dem nach BALKE beschriebenen Laufbandtest wird bei einer konstanten Schrittgeschwindigkeit von 90 Metern pro Min. in Horizontallage gelaufen. In jeder Minute wird dann der Neigungswinkel um 1% mit einer hydraulischen Hebevorrichtung gehoben, und diese Arbeit bis zum Erreichen bestimmter physiologischer Kriterien fortgesetzt.

Als Meßgrößen dienen Pulsfrequenz und Blutdruck, wobei die Pulsfrequenz fotoelektrisch oder über eine EKG-Ableitung, der systolische und diastolische Blutdruck mit einem Erkameter, das am besten mit einer Mikrophoneinrichtung zur Verstärkung des Korotkoffschen Geräusches zu versehen ist, gemessen wird. Die Messung in Ruhe und während der Arbeit erfolgt in der zweiten Hälfte einer jeden Minute und wird sofort in ein Diagramm eingetragen.

Neben den genannten Kreislaufgrößen können auch die Werte für die Sauerstoffaufnahme, Kohlensäureausscheidung und Lungenventilation mitbestimmt werden; die zahlreichen Gasanalysen der in Douglassäcken aufgenommenen Ausatmungsluft macht diese Methode jedoch zeitraubend und umständlich. Weiter erlaubt sie keine kontinuierliche Registrierung, sondern nur Stichprobenergebnisse, so daß die entsprechenden Daten erst nach Beendigung des Testes errechnet werden. Mit der Fortentwicklung der spiroergometrischen Verfahren, des offenen Systems, werden sich aber auch hier neue Möglichkeiten einer schnellen Bestimmung ergeben.

Der Laufbandtest wird unter minütlicher Verstellung des Neigungswinkels so lange durchgeführt, bis die Pulsfrequenz einen Wert um 180 Schläge/Min. erreicht oder der systolische Blutdruck nach Überschreitung des Maximums abfällt. BALKE ist der Ansicht, daß diese Kriterien als *Grenzwerte der Leistungsfähigkeit* anzusehen sind. Die kritische Grenze der optimalen Kreislauftätigkeit drückt sich darin aus, daß sich die Sauerstoffaufnahme maximalen Werten nähert und nach deren Erreichen wieder leicht abfällt. Die Kohlensäureausscheidung, die mit der Sauerstoffaufnahme mengenmäßig mehr oder weniger parallel läuft, überschreitet zu diesem Zeitpunkt die Sauerstoffaufnahme, d. h. der respiratorische Arbeitsquotient steigt auf über 1,0 an. Dies wird in Übereinstimmung mit den angeführten Ausführungen (Seite 159) als kritische Phase im Testverlauf betrachtet und bringt zum Ausdruck, daß der erforderliche Sauerstoffbedarf nicht mehr gedeckt werden kann und eine Fortsetzung der Arbeit nur durch Eingehen vermehrter Sauerstoffschulden möglich ist.

Damit ergeben sich eindeutige Beziehungen zu einem funktionellen Meßwert der Pulsfrequenz von 180 Schl./Min. Zu dem gleichen Zeitpunkt, bei welchem diese Herzschlagzahl erreicht ist, überschreitet der respiratorische Quotient den Wert 1,0; außerdem erfolgt ein unverhältnismäßig steiler Anstieg der Atemfrequenz und des -volumens. Die alveolare Kohlensäurespannung fällt ab. In diesem kritischen Bereich tritt weiterhin eine Abflachung, bzw. nicht selten ein leichtgradiger Abfall des Sauerstoffpulses, ein.

Eine Fortsetzung der Arbeitsleistung über diese Grenze hinaus ist zwar noch möglich, doch können die Atmungs- und Kreislauffunktionen in ihrem Zusammenwirken den geforderten Sauerstoffbedarf nicht mehr decken. Eine weitere Steigerung der Arbeitsleistung ist nur unter Ausnutzung der Sauerstoffschuldkapazität möglich. Die Arbeitsintensität an dieser optimalen Grenze der körperlichen Leistungsfähigkeit eines Menschen wird von BALKE als »*optimale Arbeitskapazität*« bezeichnet. Da die optimale Leistungsgrenze im allgemeinen ziemlich genau mit dem Erreichen der Pulsfrequenz von 180 Schl./Min. zusammenfällt, findet in größeren Reihenuntersuchungen allein dieses Kriterium Anwendung.

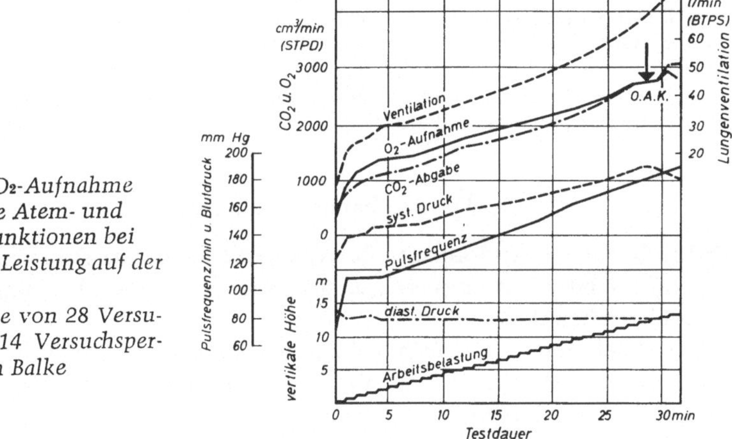

Abb. 28 *O_2-Aufnahme und andere Atem- und Kreislauffunktionen bei steigender Leistung auf der Tretbahn.*
Mittelwerte von 28 Versuchen mit 14 Versuchspersonen nach Balke

Die Grenzbelastung ist erreicht, wenn die Pulsfrequenz auf 180 Schl./Min. ansteigt, der Patient Herzschmerzen angibt, der systolische Blutdruck auf Werte über 240 sich erhöht oder sogar abfällt und der Patient in Atemnot kommt.

Auf Grund der *Arbeitsdauer*, die die Testperson beim Laufbandtest durchhalten kann, hat BALKE folgende Einteilung für die Bestimmung der Leistungsfähigkeit vorgeschlagen:

Tabelle 9 (nach BALKE)

Testdauer in Minuten	Klassifikation
12 und weniger	sehr schlecht
13 und 14	schlecht
15 und 16	mäßig
17	durchschnittlich
18 und 19	gut
20 und 21	sehr gut
22 und mehr	hervorragend

Die Methode wird in den USA nicht nur in den leistungsphysiologischen Laboratorien angewandt, sondern erfreut sich, z. B. bei der Auslese von Militär- und Zivilflugzeugführern, bei Sportuntersuchungen aber auch in Kliniken, großer Beliebtheit. Dieser Test ist einer der Leistungstests, die am häufigsten benutzt werden.

Literatur

Balke, B.: Human Biodynamics. Medical Physics 3 (1960), S. 50–52
Balke, B.: Optimale körperliche Leistungsfähigkeit, ihre Messung und Veränderung infolge Arbeitsermüdung. Arbeitsphysiol. 15 (1954), S. 311
Hollmann, W.: Der Arbeits- und Trainingseinfluß auf Kreislauf und Atmung. Eine klinische und physiologische Betrachtung. Darmstadt 1959

C. Der Laufbandtest nach Johnson

Der Laufbandtest nach JOHNSON, BRONKA und DARLING ist ein relativ einfach durchzuführender Leistungstest, der sich besonders bei der Leistungsprüfung von Soldaten bewährte.
Man will bei diesem Test insbesondere das Durchhaltevermögen gegenüber einer anstrengenden Arbeitsleistung prüfen, wobei als Kriterium die Erholungsfähigkeit der Pulsfrequenz gewertet wird.
Der Arbeitsvorgang ist folgender:

1. Um den Probanden an die Laufbandarbeit zu gewöhnen und ihn sozusagen warmlaufen zu lassen, geht der Prüfling auf einem Laufband und einem Neigungswinkel von 8,6% für 5 Min. bei einer Geschwindigkeit von 3,5 mph = *5,6 km/Std.*

2. Man läßt den Probanden dann auf einem Stuhl 5 Min. lang ausruhen.

3. Dann läßt man den Prüfling bei gleichem Neigungswinkel von 8,6%, aber doppelter Geschwindigkeit von 7 mph = *11,2 km/Std.* laufen, wobei die Arbeitszeit 5 Min. betragen sollte.

Ist der Prüfling nicht in der Lage, diese Zeit durchzuhalten, wird die Arbeitszeit in Sekunden gestoppt.

4. Es wird dann die Erholungszeit der Pulsfrequenz bestimmt und die Pulssummen der 60—90 Sek., von 120—150, und von 240—270 Sek. zusammen- gezählt.

Der Leistungstest wird dann wie folgt bestimmt:

$$\frac{Zeitdauer\ des\ Tests\ in\ Sek.\ \times\ 100}{\text{doppelte Erholungspulssumme der drei Halbminutenwerte}}$$

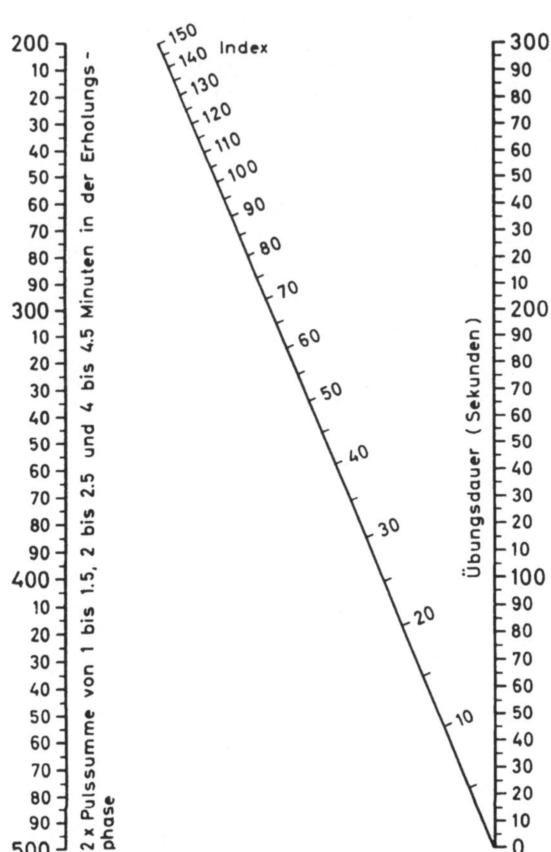

Abb. 29 *Nomogramm zum Laufbandtest nach Johnson*

Beispiel: Die Versuchsperson läuft 3 Min. und 45 Sek.

Die Erholungspulssumme von $1-1^{1}/_{2}$ Min. beträgt 85

$2-2^{1}/_{2}$ Min. beträgt 70

$4-4^{1}/_{2}$ Min. beträgt 60

215

Leistungstest: $\dfrac{225 \times 100}{2 \times 215} = 52$

Der Leistungsindex wird auf einem Nomogramm abgelesen (siehe Abb. 29).
Er wird dabei wie folgt bestimmt:

Geringe Leistungsfähigkeit	unter 40
Durchschnittliche Leistungsfähigkeit	41–75
Gute Leistungsfähigkeit	76–90
Überdurchschnittliche Leistungsfähigkeit	über 90

Die Autoren sind der Auffassung, daß bei einem guten Testergebnis sowohl
Wollen wie Leistungsvermögen der Testperson ausreichend sind, während
ein schlechtes Testergebnis sowohl durch physische wie psychische Faktoren
beeinflußt werden kann.

Literatur

Johnson, R. E.; Bronka, L.; Darling, R. C.: A test of physical fitness for strenuous
exertion. Rev. canad. biol. 1 (1942), S. 491–503

VI. KAPITEL

Röntgenologische Herzfunktionsprüfung

A. Die Bestimmung des Herzvolumens

Die röntgenologische Untersuchung des Herzens ermöglicht einen unmittelbaren Einblick in Größe, Form und Bewegungsvorgänge des Herzschattens wie seiner einzelnen Anteile. Dabei stellt die Herzfernaufnahme im wesentlichen einen *dokumentarischen* Beleg dar, wird zur metrischen Bestimmung der Herzgröße benötigt und läßt Umformungen einzelner Herz- und Größenteile erkennen; die rotierende Durchleuchtung vermittelt dagegen einen plastischen Eindruck über die *Arbeitsweise des Herzens* und die *Herzdynamik*. Der bei der *Herzfernaufnahme* erhobene Röntgenbefund wird im wesentlichen durch folgende Faktoren bestimmt:

1. Von der Blutfüllung des Herzens und dem Flüssigkeitshaushalt des Körpers,
2. vom Lebensalter und Entwicklungsstand,
3. vom Ausmaß der körperlichen Bewegung,
4. vom Zustand der Herzmuskulatur,
5. vom Ausmaß einer krankhaften Druck- oder Volumenbelastung des Herzens.

Immer wieder wurden Versuche unternommen, durch Bestimmungen der metrischen Herzgröße die Frage zu beantworten, ob ein Herz für seinen Träger normal groß, zu groß oder zu klein sei. Die Schwankungsbreite der den verschiedenen Körperdimensionen zugeordneten Werte ist außerordentlich groß, ein Schluß auf die Normalität der Herzgröße ist im Einzelfall nicht möglich. Die metrische Bestimmung einzelner Herzanteile ist, wie Untersuchungen der letzten Jahre ergeben haben, am besten auf dem Wege einer Herzvolumenbestimmung im Rahmen der Funktionsdiagnostik des Kreislaufes von zusätzlicher Bedeutung. Voraussetzung ist die Anwendung einer richtigen *Aufnahmetechnik*.

Methodik

Die Herzfernaufnahme sollte grundsätzlich in liegender Stellung in einem Abstand von 2 m angefertigt werden, wobei nach Möglichkeit die einzelnen Herzaktionsphasen mit Hilfe des EKG registriert werden sollten. Neben der ap-Aufnahme wird noch eine Seitenaufnahme angefertigt, um so das Herzvolumen metrisch bestimmen zu können. Bei Anwendung der Röntgenuntersuchung im Liegen werden orthostatische Einflüsse und extrakardiale Faktoren weitgehend ausgeschaltet. Gerade die Größenveränderungen, die durch extrakardiale Einflüsse im Stehen zustande kommen, sind im Einzelfall erheblich und können bis 100—150 ccm betragen. Zweckmäßiger sollte die Untersuchung in Bauchlage erfolgen, sie hat den Vorteil, daß die ventrale Begrenzung des Herzens der Rückseite des Sternums entspricht, während die dorsale Herzbegrenzung durch den mit dickem Barium sichtbar gemachten Oesophagus deutlicher erkennbar wird. Berücksichtigt werden sollte weiterhin, daß die Herzaufnahme in der Einatmungsphase vorgenommen wird. Die schwedische Schule empfiehlt zusätzlich zur Bauchlage, den Strahl nicht genau zu zentrieren, sondern schräg durch den Thorax fallen zu lassen, damit das Herz nicht zu tief in das Zwerchfell taucht; zur Vermeidung einer Valsalvawirkung bleiben die Lippen geöffnet.

Zur *Bestimmung des Herzvolumens* stehen mehrere Methoden zur Verfügung, von denen in der Klinik am meisten jene Verfahren üblich sind, die auf die Methode von KAHLSTORF und ROHRER zurückzuführen sind. Die Formel von KAHLSTORF und ROHRER lautet:

$$I = Fa \cdot L\ max \cdot 0{,}63$$

Dabei ist »I« das gesuchte Volumen, L max der größte horizontale Tiefendurchmesser, Fa die planimetrisch ausgemessene Herzfläche, 0,63 ein konstanter Faktor, der von ROHRER empirisch ermittelt wurde.

Diese Formel wurde von verschiedenen Autoren abgewandelt, je nachdem, ob man die Herzfläche planimetrisch, geometrisch oder mit Hilfe eines *Herzrechteckes* bestimmen will.

So wird bei der Moritzschen Methode ein Herzrechteck gezeichnet, indem man an der oberen rechten Herzkontur vom Vorhofvenenwinkel aus ein Rechtecklineal anlegt, dessen eine Kathete den rechten Vorhofvenenwinkel berührt und dessen andere Kathete als Tangente den linken Ventrikelbogen berührt. Von dieser Tangente her wird ein Lot gefällt, das die Herzspitze berührt, durch eine vierte Herztangente wird das Moritzsche Rechteck vervollständigt.

Bei der *geometrischen* Methode wird als primäre Größe der große Längsdurchmesser möglichst genau eingezeichnet. Je zwei hierzu senkrechte und parallele Tangenten am Rande des Herzschattens ergeben das Herzrechteck. Zur Hilfe kann ein Ellipsoid gezeichnet werden.

Bei einer *planimetrischen* Bestimmung der Herzfläche müssen die Herzgrenzen z. T. konstruiert werden, da der Herzschatten nach oben in das Gefäßband, nach unten in den Abdominalschatten übergeht. Insofern sind Ergänzungen dem freien Ermessen und der Willkür des Untersuchers unterworfen und von der Kenntnis der anatomischen Verhältnisse und dem Formgefühl des Untersuchers abhängig.

Zur Errechnung des Herzvolumens wird bei der Moritzschen und bei der geometrischen Methode häufig die Formel von JONSELL angewandt:

$$V = 0{,}42 \cdot l \cdot b \cdot t_{max}$$

l und b sind die bei beiden Methoden bereits besprochenen Längs- und Querdurchmesser. T_{max} ist die größte horizontale Achse in der lateralen Projektion. Der Korrekturfaktor 0,43 hat Gültigkeit bei einem Fokusabstand von 150 cm. Bei einem 2-Meter-Abstand beträgt nach MUSSHOFF und REINDELL der Korrekturfaktor 0,4 statt 0,42.

Für die *Größe des Herzvolumens* werden beim gesunden Mann von MUSSHOFF und REINDELL Werte von 465—980 ccm mit einem Mittelwert um 737 ccm angegeben; für die Frau liegen die entsprechenden Werte zwischen 453—772 mit einem Mittelwert um 585 ccm. Eindeutig konnte von den gleichen Autoren gezeigt werden, daß Leistungssport, insbesondere Dauerleistungsübungen, in der Lage sind, einen meßbaren Einfluß auf die Größe des Herzvolumens auszuüben. Die Herzvolumina von Langstreckensportlern können Werte von 724—1437 ccm mit einem Mittelwert um 1008 ccm betragen, es bestehen im einzelnen Beziehungen zu Intensität, Dauer des sportlichen Trainings sowie der Leistungsfähigkeit der Untersuchungsperson.

Tabelle 10

Herzvolumen bei Sportlern (nach REINDELL)

	Zahl	Mittelwert ccm	Herzvolumen ccm
Normalpersonen (20—30jährig)	67	790	490—1080
Kurzstreckensportler	30	782	610— 920
Mittelstreckensportler	86	876	605—1130
Langstreckensportler	66	923	645—1180
Berufsradrennfahrer	18	1104	880—1460

Die Vergrößerung des Sportherzens erstreckt sich auf alle vier Herzkammern; so wird die Vergrößerung des linken Ventrikels durch eine Vergrößerung des Längsdurchmessers, des linken Ventrikelbogens und einer Abrundung der Herzspitze hervorgerufen, die Vergrößerung des rechten Ventrikels wird durch Verlängerung und Vorwölbung des Conus pulmonalis sowie Verlängerung und Vorwölbung der rechten Herzkontur sichtbar.

Untersuchungen über die Abhängigkeit der Herzgröße von anderen Körpermaßen ergeben gewisse Beziehungen des röntgenologisch bestimmbaren Herzvolumens zur Körpergröße, zum Körpergewicht, zum Lebensalter und zur Körperoberfläche; klinischer Wert kommt allerdings lediglich der Beziehung Herzvolumen zur Körperoberfläche zu. Nach MAUREA, NYLIN und SOLLBURGER beträgt der Mittelwert dieses Quotienten 434. Nur besonders leistungsfähige Männer überschreiten den Wert 500, bei eingeschränkter Leistungsfähigkeit ist bei diesem Wert das Herz als geschädigt anzusehen.

Auch der Quotient Herzvolumen : Körpergewicht kann benutzt werden; er ist bei Sportlern vorteilhaft, sonst begrenzen Wachstumseinflüsse und individuelle Faktoren seine Brauchbarkeit.

Der Wert der Herzvolumenbestimmung für klinische Belange liegt hauptsächlich in der Möglichkeit, Kontrolluntersuchungen nach gleicher Methodik durchführen zu können. So kann das Herzvolumen unter verschiedenen Einflüssen (physikalische Maßnahmen, Bewegungstherapie, Regulationsstörungen) meßbar und damit vergleichbar erfaßt werden. Weiterhin lassen sich andere Einflüsse (Infektionskrankheiten, Flüssigkeitszufuhr etc.) auf die Herzgröße abgrenzen (REINDELL und Mitarbeiter, RAUTMANN).

In einer derartigen vergleichenden Betrachtung liegt auch die Hauptbedeutung der Herzvolumenbestimmung unter krankhaften Bedingungen.

Es ist z. B. nicht immer einfach, eine Größenzunahme des kranken Herzens zu analysieren, da die Ursache unterschiedlich sein kann. Im einzelnen muß eine vermehrte Volumenbelastung von einer vermehrten Druckbelastung abgegrenzt und auch der Zustand der Herzmuskulatur berücksichtigt werden.

Hier werden weitere Untersuchungsverfahren (Elektrokardiographie, Phonokardiographie, Spiroergometrie usw.) notwendig sein; bei *synoptischer Betrachtung* läßt sich der Aussagewert der einzelnen Untersuchungsmethoden erhöhen und schärfer umreißen, als es bei Benutzung nur einer Methode möglich ist.

So findet sich z. B. eine vermehrte Volumenbelastung des ganzen Herzens oder einzelner Teile bei verschiedenen angeborenen Herzfehlerformen, beim Ductus arteriosus, bei arteriovenösen Anastomosen, bei Klappeninsuffizienzen.

Der besondere Wert der Herzvolumenbestimmung als Funktionsprüfung liegt in der Möglichkeit einer metrischen Erfassung und genaueren Differenzierung. Bei Anwendung der gleichen Untersuchungstechnik — also bei liegender Herzfernaufnahme — gelingt der Nachweis der Umformung und der Ausprägung der typischen Herzfehlerform wesentlich frühzeitiger und sicherer als bei der gebräuchlichen Herzfernaufnahme im Stehen.

Gerade im Stehen kann das Herz seine durch das Vitium hervorgerufene charakteristische Form verlieren, da die Abnahme der Restblutmenge, die im Stehen immer vor sich geht, sich insbesondere auf diejenigen Anteile des Herzens auswirkt, die am weitesten sind.

Durch die Bestimmung des Hervolumens wird so ein metrischer Anhalt über die Herzgröße gewonnen. Neben der Bestimmung des Längs- und Transversaldurchmessers sowie der Herzfläche wird auch der Tiefendurchmesser des Herzens erfaßt, der gerade zu Beginn eines Klappenvitiums stärker verändert wird.

Der Wert dieser Untersuchungsmethode ist daher gerade bei Vergleichsuntersuchungen evident. Sie zwingt allerdings dazu, die Ursache jeder Größenänderung aufzusuchen, was immer nur im Verein mit anderen Untersuchungsverfahren möglich ist.

B. Herzvolumen und Leistungsfähigkeit

Wir haben gesehen, daß Sport, insbesondere Dauerleistungssport, in der Lage ist, einen meßbaren Einfluß auf das Herzvolumen auszuüben. Die Spiroergometrie als Untersuchungsmethode kann die Leistungsfähigkeit hinreichend exakt definieren.

Es liegt nahe, daß man aus einer Kombination beider Untersuchungsverfahren die Aussagekraft im einzelnen zu erhöhen suchte.

So setzt beispielsweise die schwedische Schule die Sauerstoffaufnahme unter vita-maxima-Bedingungen zum röntgenologischen Herzvolumen in Bezug, während REINDELL den Sauerstoffpuls, also die Sauerstoffaufnahme pro Pulsschlag, mit dem Herzvolumen korrelierte.

Setzt man den Sauerstoffpuls zum Herzvolumen in Beziehung, ergibt sich zwischen beiden Werten eine positive Korrelation. Diese ist in Ruhe nur locker und statistisch nicht gesichert. Sie wird mit steigender Belastung enger und ist am engsten bei Verwendung des maximalen Sauerstoffpulses unter steady state-Bedingungen. Diejenigen Herzen, die über eine große Leistungsbreite verfügen, haben sowohl große Herzvolumina wie auch große Sauerstoffpulswerte. Andererseits läßt sich gesichert nachweisen, daß das kleine Herz nicht in der Lage ist, größere Mengen an Sauerstoff pro Herzschlag zu transportieren. Kleine Herzen verfügen über eine geringe Leistungsbreite, so daß man den Begriff der *funktionellen Herzschwäche* auf eine sichere Grundlage stellen kann.

Man hat weiterhin versucht, aus dem Quotienten Sauerstoffpuls zum Herzvolumen Rückschlüsse über das Vorliegen einer physiologischen wie pathologischen Herzvergrößerung abzuleiten. Nach REINDELL müssen Quotienten bis zu 60 als physiologisch angesehen werden, Quotienten über 70 sprechen für eine krankhafte Herzvergrößerung.

Im Einzelfall wird es mit Hilfe derartiger Quotienten möglich sein, zu weiteren Aussagen zu gelangen. Für die große klinische Praxis scheint jedoch ihre Bestimmung zu aufwendig, so daß die Methode lediglich Speziallaboratorien vorbehalten bleiben muß.

Literatur

Büchner, H.: Radiometrie. Theorie und Praxis röntgenologischer Meßmethoden. Berlin 1963

Frisch, P.; Kaltenbach, M.: Planimetrische Herzfläche und Moritzsches Herzrechteck als Ausgangswert der Herzvolumenbestimmung. Z. Kreisl. Forsch. 52 (1963), S. 243

Jonsell, S.: A method for the determination of the heart size by teleoroentgenolography (a heart volume index). Acta vadiol. 20 (1939), S. 235

Kahlstorf, A.: Über eine orthodiagraphische Herzvolumenbestimmung. Fortschr. Röntgenstr. 45 (1932), S. 123–146

Kirchhoff, H. W.; Burmeister, W.: Zur Röntgendiagnostik des kindlichen Herzens. Mschr. Kinderheilk. 107 (1959) Nr. 3, S. 189–192

Klepzig, H.; Frisch, P.: Über die röntgenologische Herzvolumenbestimmung und ihre klinische Bedeutung. SRW-Nachrichten (1963), S. 9

Lysholm, E.; Nylin, G.; Quarna, K.: The relation between the heart volume and stroke volume under physiological and pathological conditions. Acta radiol. 15 (1934), S. 237

Musshoff, K.: Die Methoden der röntgenologischen Herzvolumenbestimmung und ihre Fehlerbreite. Fortschr. Röntgenstr. 100 (1964) Nr. 2, S. 165–180

Musshoff, K.; Reindell, H.: Zur Röntgenuntersuchung des Herzens in horizontaler und vertikaler Körperstellung. Dtsch. med. Wschr. 81 (1956), S. 1001

Musshoff, K.; Reindell, H.; Steim, H.; König, K.: Die Sauerstoffaufnahme pro Herzschlag (O_2/Puls) als Funktion des Schlagvolumens, der arteriovenösen Differenz, des Minutenvolumens und des Herzvolumens. Zschr. Kreisl. Forsch. 48 (1959) Nr. 5/6, S. 255–277

Rautmann, H.: Die Untersuchung und Beurteilung der röntgenologischen Herzgröße. Darmstadt 1951

Rohrer, F.: Volumenbestimmung von Körperhöhlen und Organen auf orthodiagraphischem Wege. Fortschr. Röntgenstr. 24 (1916/1917), S. 285

VII. KAPITEL

Lungenfunktionsdiagnostik

A. Allgemeines

Es ist bei der engen Verknüpfung von Kreislauf und Atmung notwendig, auch auf die Möglichkeiten der Lungenfunktionsdiagnostik einzugehen und die wesentlichen Methoden — wenn auch in Kürze — zu behandeln. Dieses Vorhaben ist schwierig, denn gerade in diesem Bereich bahnt sich in den letzten Jahren ein Wechsel in der Auffassung an, nicht nur was die Interpretation der verschiedenen Formen der Ventilationsstörungen, sondern auch die Methodik angeht. Während bisher ausschließlich spirometrische Verfahren verwendet wurden, hat man in neuerer Zeit zur Überprüfung der Lungenfunktion die Blutgasanalyse, die Atemmechanik, die Messung der Atemströmungsgeschwindigkeit herangezogen und immer neue Untersuchungsverfahren entwickelt, die allmählich zu einer eigenen Wissenschaft geworden sind. Sie machen es dem Nichtspezialisten völlig unmöglich, zu entscheiden, welche Methodik und welche Technik die einzelnen Bedürfnisse am einfachsten erfüllen. Um es schon jetzt klar auszusprechen: *Es gibt keine einfache Lungenfunktionsprüfung mit großem Aussagewert!* Jede, auch die komplizierteste Methode, hat ihre Berechtigung, wenn es um die Abklärung einer besonderen Fragestellung geht. Die Methoden des sog. offenen Systems beginnen sich mehr und mehr durchzusetzen, obwohl die bisherigen Geräte recht kostspielig und für praktische Bedürfnisse noch zu unhandlich sind. Auch der Aufwand an Hilfspersonal und Räumen muß bei der Einrichtung eines Lungenfunktionslabors berücksichtigt werden. Viele Methoden setzen eine große Erfahrung und Geschicklichkeit voraus. Die Einarbeitungszeit, z. B. bei der Blutgasanalyse, beträgt mehrere Wochen, ehe verwertbare Ergebnisse erzielt werden können. Einesteils ist es bedauerlich, daß diese Entwicklung zum Ausbau nur weniger Lungenfunktionszentren in großen Kliniken und Instituten führt, andererseits ist aber nur so die Gewähr gegeben, daß die anzuwendenden Methoden nicht zu sehr in Mißkredit kommen. Für Fragen der Begutachtung, der diagnostischen Abklärung von Frühschäden an den Atmungsorganen, für die Auswahl und Überwachung bestimmter Personengruppen wie Taucher, Caissonarbeiter, wird man auf derartige größere Lungenfunktionslaboratorien zurückgreifen müssen, da nur diese die Voraussetzungen erfüllen, die vielfältigen Möglichkeiten der Funktionsanalyse auszunutzen. Sie hat z. B. im Rahmen der Thoraxchirurgie die Aufgabe, präoperativ mit möglichst großer Sicherheit diejenigen Patienten, bei denen ein Eingriff mit großer Wahrscheinlichkeit zu schweren postoperativen respiratorischen Störungen führt, herauszusuchen, oder sie soll bei Versicherungsfragen eine objektive und gerechte Grundlage für die Einschätzung des Invaliditätsgrades ermöglichen. Im Rahmen einer kardiologischen Diagnostik wird man sich bezüglich der Lungenfunktion im wesentlichen auf die klassischen spirometrischen Untersuchungsmethoden beschränken müssen und die weiteren Verfahren nur soweit zur Hand nehmen, wie es bei der Untersuchung bestimmter Fragestellungen notwendig und erforderlich ist.

Eine genaue Darstellung der verschiedenen Untersuchungsmöglichkeiten der Lungenventilation, der theoretischen Grundlagen und ihrer Interpretation kann an dieser Stelle nicht erfolgen, sondern muß der Fachliteratur vorbehalten bleiben. Es können die einzelnen Funktionsuntersuchungen der Lungenventilation hier nur allgemein besprochen und ihre Bedeutung aufgezeigt werden.

B. Problematik der Soll- und Meßwerte hinsichtlich ihres Informationsgehalts

Ganz allgemein gesprochen sind messende Untersuchungen bestimmter Funktionsgrößen nur dann sinnvoll, wenn

1. ihre Ergebnisse mit zuverlässigen Normalwerten verglichen werden können;
2. festgelegt ist, welche Abweichungen von diesen Normalwerten als pathologisch zu gelten haben;
3. berücksichtigt wird, welche methodischen Fehler die Messungen verfälschen können und endlich
4. die Messungen einen wesentlichen Informationswert besitzen und der für ihre Durchführung notwendige technische und zeitliche Aufwand in einem vernünftigen Verhältnis zu der gewonnenen Aussagemöglichkeit steht.

Die Aufstellung von *Normalwerten* für verschiedene Lungenfunktionsgrößen hat sich als außerordentlich schwierig erwiesen, weil die Streubreite der einzelnen Parameter eine außerordentlich große ist. So sind die Angaben verschiedener Autoren bezüglich der Normwerte sehr divergent, was dazu geführt hat, daß jedes Laboratorium seine eigenen Normwerte verwendet.

In ähnlicher Weise haben sich zahlreiche Versuche, welche die einzelnen Funktionsgrößen zu bestimmten Körpermaßen (Gewicht, Körperlänge und Körperoberfläche) in Beziehung setzen, als wenig ergiebig erwiesen, so daß diesen Relationen keine große praktische Bedeutung zukommt. Wir geben nur für diejenigen Parameter Hinweise auf Sollwerte, die anhand von Nomogrammen relativ einfach zu ermitteln sind und verzichten dabei auf einen zu großen rechnerischen Aufwand. In gleicher Weise verzichten wir auf Um-

rechnungstabellen für die Ventilationsgrößen auf BTPS-*) bzw. STPD*)-Be-
dingungen. Für wissenschaftliche Untersuchungen und bei vergleichenden
Bestimmungen wird es notwendig sein, eine physiologisch korrekte Umrechnung vorzunehmen, während man in der praktischen Funktionsdiagnostik
durchaus darauf verzichten kann.

Definition und Normwerte wichtiger Lungenfunktionsgrößen

Statische Funktionsgrößen	Normwerte
Totalkapazität = TK = Totales Lungenvolumen	ca. 5400 ml
Vitalkapazität = VK = nach tiefstmöglicher Inspiration ausgeatmetes maximales Luftvolumen.	ca. 3500–4000 ml
Atemvolumen = AV Volumen begrenzt durch inspiratorische Endlage und exspiratorische Atemruhelage, zwischen beiden Atemlagen liegt die Atemmittellage (relatives Maß für den Entfaltungsgrad der Lunge).	ca. 500 ml
Reserveluft Luftvolumen, das nach gewöhnlicher Ausatmung bei forcierter Exspiration noch abgegeben werden kann.	ca. 1300 ml
Komplementärluft = Luftvolumen, das nach einer gewöhnlichen Inspiration noch zusätzlich eingeatmet werden kann.	ca. 1000 ml
Residualluft (Restluft) = Luftvolumen, das nach *maximaler* Ausatmung der Vitalkapazität noch in der Lunge zurückbleibt, wirkt als Puffer gegenüber chemischen, thermischen und feuchtigkeitsbedingten Änderungen der Inspirationsluft.	ca. 1500 ml

---

*) BTPS:

Body Temperatur	(Körpertemperatur 37°)
Pressure	(atmosphärischer Druck)
Soft	(wasserdampfgesättigt)

STPD:

Standard Temperatur	(0° Celsius)
Pressure	(760 mmtlg)
Dry	(trocken)

Funktionelle Residualluft   ca. 1800 ml
= Luftvolumen, das sich nach einer *ruhigen gewöhn-*
lichen Ausatmung noch in der Lunge befindet.
Das Volumen mischt sich mit der Inspirationsluft und
garantiert ein konstant bleibendes Verdünnungsverhält-
nis der Alveolarluft.

Dynamische Atemgrößen   *Normalwerte*

Atemfrequenz = **AF**   Ruhewert
                                                              12–18 pro Min.

Atemminutenvolumen = *AMV*
= Atemvolumen × Atemfrequenz   5000–8000 ml/Min.

Exspiratorischer Atemstoß
= Tiffeneautest   70–85%
Messung des nach maximaler Inspiration in der ersten
Sek. ausgeatmeten Luftvolumens der Vitalkapazität.   der VK

Atemgrenzwert **AGW**
Maximal ventilierbares Lungenvolumen pro Min.   80–150 Ltr./Min.

Atemreserve
= Atemgrenzwert – Ruheatemminutenvolumen bzw. in
Prozenten ausgedrückt   ca. 90% der AGW

$$= \frac{A\,g\,W - Amv}{A\,G\,W} \cdot 100$$

C. Klinische Bedeutung einzelner Lungenfunktionsgrößen

Atemminutenvolumen

Als *Atemvolumen* (AV) wird diejenige Luftmenge, die bei ruhiger Atmung
aus- und eingeatmet wird, bezeichnet. Da die Tiefe der Atemzüge zyklischen
Schwankungen unterliegt, nimmt man als AV den Mittelwert mehrerer Atemzüge. Bei Ruheatmung liegt das AV etwa um 600 ccm.
Unter *Atemfrequenz* (AF) versteht man die Anzahl der Atemzüge während
einer Min. Im Normalfall liegt die AF um 15 Atemzüge pro Min.
Das *Atemminutenvolumen* (AMV) wird aus dem Produkt der Atemfrequenz
(AF) und des Atemvolumen (AV) berechnet. Es gibt an, wie viele ccm Luft bei
ruhiger Atmung in einer Minute von der Lunge ventiliert werden. Die Normwerte des Atemminutenvolumens schwanken zwischen 4–8 Litern. Die Werte
sind von Körperbau, Geschlecht, Trainingszustand und psychischen Einflüssen
abhängig.

Man kann die Sollwertbestimmung nach der Formel

$$\text{Soll AMV} = \text{Sollgrundumsatz} \times 4{,}73$$

vornehmen, doch können gerade bei Erstbestimmungen psychische Faktoren den Erhalt wirklicher Normwerte erschweren. Man sollte den gemessenen Wert am besten in Verbindung mit anderen Ventilationsgrößen werten. Das Atemminutenvolumen ist erhöht bei Pneumonosen, Lungenparenchympro-

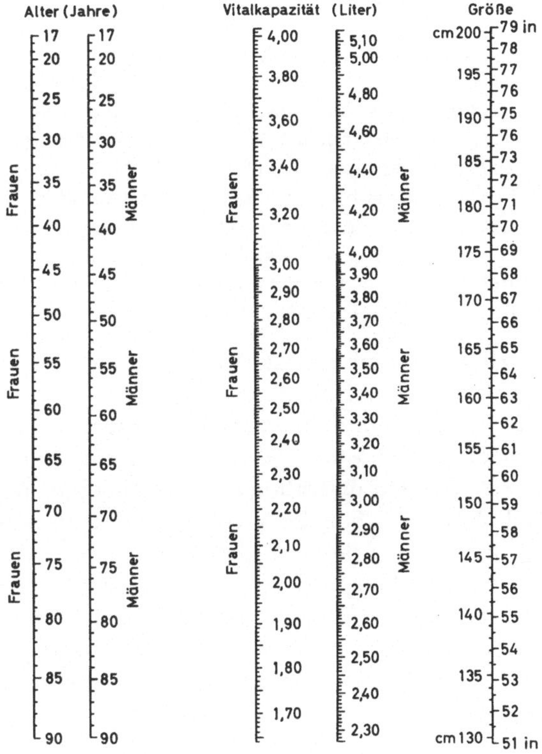

Abb. 30 *Nomogramm zur Bestimmung der Vitalkapazität*

Man verbindet Alter und Körpergröße durch eine Gerade. Der Schnittpunkt dieser Geraden mit der mittleren Skala ergibt die Vitalkapazität in Liter.
Nach der Formel von COURNAND, A., zitiert in ROSSIER et al., Physiologie und Pathophysiologie der Atmung, 2. Aufl., Berlin (1958) S. 95: Männer: (27, 63 − [0,112 × A]) × H, Frauen: (21, 78 − [0,101 × A]) × H, wobei A = Alter in Jahren, H = Größe in Zentimeter. − Aus »Lungenfunktionsprüfungen« (Thomae, Biberach).

zessen, schweren Thoraxdeformitäten sowie bei diffusen Gefäßprozessen. Eine
Verminderung liegt bei zentraler Lähmung (Apoplexie, Poliomyelitis, Schlaf-
mittel- und Morphiumvergiftung) vor.

Vitalkapazität

Das bei maximaler Ein- und Ausatmung bewegbare Luftvolumen wird Vitalkapazität (VK) genannt.
Die Vitalkapazität stellt die Volumendifferenz zwischen tiefster Ein- und
Ausatmung dar, sie läßt sich in das eigentliche Atemvolumen, das inspiratorische und exspiratorische Reservevolumen unterteilen.

Die Bewertung der Vitalkapazität ist früher sicherlich überschätzt worden. Ihr Aussagewert ist insofern einschränkend, weil die Bestimmung brauchbarer Werte von
der Mitarbeit des Probanden abhängt. Dabei ist die Streubreite um die Sollwerte
relativ groß. Von einer sicheren Einschränkung sollte man erst dann sprechen, wenn
sie 25% und mehr unter dem Sollwert liegt.
Am besten läßt sich die Größe der VK verwenden, wenn man ihre Veränderungen
im Laufe der Zeit durch häufige Untersuchungen kontrolliert.
Eine Verminderung der Vitalkapazität kommt bei einer Verminderung von funk-
tionierendem Lungenparenchym sowie bei einer Behinderung der Ausdehnungs-
fähigkeit der Lunge und des Thorax vor.

Durch die Bestimmung der Vitalkapazität wird keine Aussage über eine Gas-
austauschstörung ermöglicht.
Besteht eine Verminderung der Vitalkapazität, so spricht dies für eine gegenüber der Norm verminderte Ausdehnungs- oder Kontraktionsfähigkeit der
Lunge, zu deren ursächlicher Klärung noch weitere Überlegungen notwendig
sind. Aus der Größe der Vitalkapazität kann man daher keine Rückschlüsse
auf die Leistungsfähigkeit des Atmungsapparates ziehen. Die Vitalkapazität
ist eine statische Funktionsgröße und stellt keinen echten Funktionswert dar.
Um zu weiteren Aussagen über die Lungenfunktion zu gelangen, ist es notwendig, sie durch die Bestimmung dynamischer Funktionsgrößen zu erweitern. Von Wichtigkeit ist hierbei die Bestimmung des Atemgrenzwertes und
des ausnutzbaren Teiles der Vitalkapazität.

Atemgrenzwert

Als Atemgrenzwert (AGW) oder als maximales Atemminutenvolumen wird
dasjenige Lungenvolumen bezeichnet, das innerhalb einer Minute maximal
ein- und ausgeatmet werden kann.
Der Normwert liegt bei gesunden jungen Männern bei Werten von 120 bis
150 Ltr. pro Min. Die Bestimmung des Atemgrenzwertes ermöglicht einen

Hinweis auf die Atemreserven, die dem Organismus zur Verfügung stehen. Die Bestimmung der Atemreserven ist durch Abzug des Ruheatemminutenvolumens vom Atemgrenzwert gegeben, das Verhältnis vom Atemminutenvolumen zum Atemgrenzwert soll mindestens 1 : 7 bis 1 : 10 betragen.

Nach wie vor bestehen erhebliche Meinungsverschiedenheiten über die Sollwerte, die auf die unterschiedliche Apparatur und Technik sowie auf mangelnde Einigkeit über die optimale Atemfrequenz und -tiefe zurückzuführen sind. Es geht vor allem um die Frage, ob sehr hohe Atemfrequenzen zulässig sind, da diese nicht lange

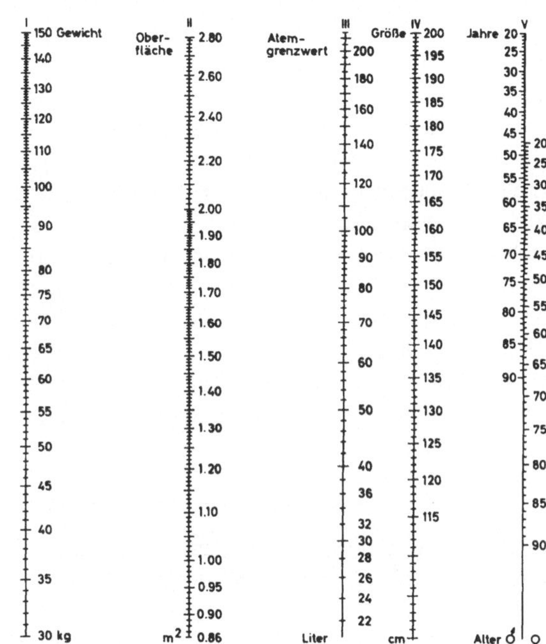

Abb. 31 *Nomogramm zur Bestimmung des Atemgrenzwertes*)*

Man verbindet das Körpergewicht (auf Skala I) mit der Körpergröße (Skala IV) durch eine Gerade. Der Schnittpunkt dieser Geraden mit der Skala II ergibt die Oberfläche in qm. Nun verbindet man die ermittelte Oberfläche mit dem Alter (Skala V) und liest auf Skala III den Soll-Atemgrenzwert ab.

---

*) Nach der Formel von BALDWIN, E. DEF., A. COURNAND und D. W. RICHARDS jr.: Medicine (Baltimore) 27, 243 (1948):
Soll-Atemgrenzwert Männer: (86,5 − [0,522 × Alter]) × Körperoberfläche
Soll-Atemgrenzwert Frauen: (71,3 − [0,474 × Alter]) × Körperoberfläche
Die Körperoberfläche wurde nach der Formel von DU BOIS und DU BOIS (Arch. intern. Med. 17, 863 [1916]) berechnet: O = G 0,425 × H 0,725 × 71,84 (O = Oberfläche in qcm, G = Gewicht in kg, H = Größe in cm). − Aus »Lungenfunktionsprüfungen« (Thomae, Biberach).

eingehalten werden können und nicht den wirklichen im Leben zur Verfügung stehenden Atemreserven entsprechen.

Teilweise verzichtet man auf die direkte Messung des Atemgrenzwertes und zieht die Errechnung aus der Sekundenkapazität vor. Nach TIFFENEAU entspricht dieser indirekte, d. h. errechnete Atemgrenzwert der absoluten Sekundenkapazität $\times$ 30 unter der Annahme, daß 30 Atemzüge pro Min. möglich seien und je Sek. auf In- bzw. Exspiration entfallen.

Der Atemgrenzwert gibt Auskunft über die Kraft der Atemmuskulatur, die Elastizität der Lunge und die Durchgängigkeit der Atemwege. Seine Größe hängt vom Fassungsvermögen der Lunge und der Stromgeschwindigkeit der Atemluft ab.

Der erhaltene Wert ist bei optimaler Mitarbeit und trägheitsarmer Apparatur mit dem Grad der Dyspnoe eng korreliert. Der Atemgrenzwert nimmt an Größe ab, wenn der endobronchiale Strömungswiderstand normal, die Vitalkapazität jedoch herabgesetzt ist (Parenchymverlust, Fibrosen und Schwarten usw.). Er ist auch dann vermindert, wenn bei normaler Vitalkapazität der Strömungswiderstand vergrößert ist (Asthma bronchiale, Silikose, chronische spastische Bronchitis und Bronchostenosen anderer Genese).

Der Atemgrenzwert vermindert sich nicht proportional mit der Abnahme der Vitalkapazität. Er kann sogar bei einer Reduktion der VK auf 50% ihres Soll- wertes noch in normaler Streubreite liegen, da bei der Bestimmung des AGW etwa mit einem Atemvolumen um 50% der VK geatmet wird.

Exspiratorischer Atemstoß (Tiffeneau-Test)

TIFFENEAU und PINELLY bezeichnen dasjenige Luftvolumen, das innerhalb einer Sek. nach einer vorhergehenden maximalen Inspiration rasch ausgeat- met werden kann, als sog. exspiratorischen Atemstoß. Man kann auch die entsprechenden Anteile des maximalen Exspirationsvolumens innerhalb der 1., 2. und 3. Sek. zur Bestimmung heranziehen.

Gesunde Personen sollen innerhalb der 1. bis 3. Sek. 83%, 94% und 97% der Vitalkapazität ausatmen können.

Neben der Bestimmung der relativen Sekundenkapazität kann man die aus- geatmete Luftmenge auch in Litern als absolute Sekundenkapazität erfassen. Dieser Prozentsatz ist bis zum 50. Lebensjahr von konstitutionellen Faktoren abhängig. Nach dem 50. Lebensjahr fällt er mäßig ab. Als unterste Grenze der Norm werden 70% angegeben.

Die Größe der Sekundenkapazität ist abhängig von der Weite des Bronchial- baumes, der Elastizität der Lungen und des Thorax sowie von der Atem- muskulatur. Einschränkungen zeigen sich vor allem bei obstruktiven Verände-

Abb. 32 *Nomogramm zur Berechnung der relativen Sekundenkapazität*

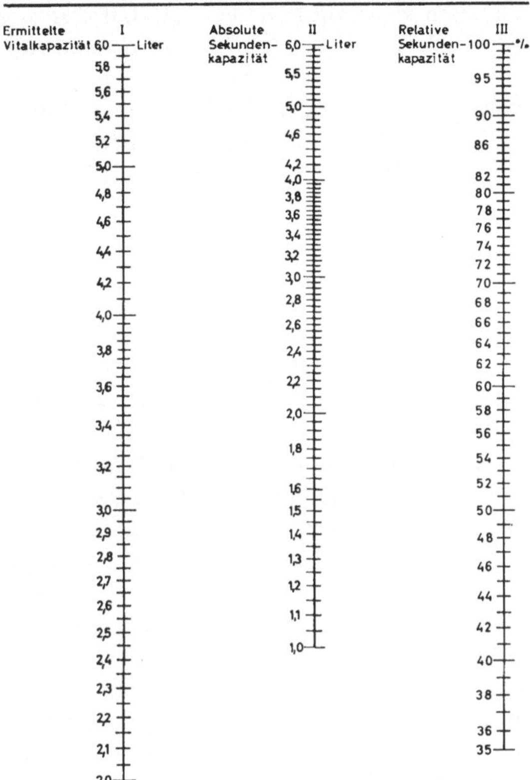

Man verbindet Vitalkapazität (I) und absolute Sekundenkapazität (II) durch eine Gerade. Der Schnittpunkt dieser Geraden mit der Skala III ergibt die relative Sekundenkapazität in %. — Aus »Lungenfunktionsprüfungen« (Thomae, Biberach).

rungen in den Atemwegen, bei stärkerem Elastizitätsverlust der Lungen sowie bei gröberen Pleuraverschwartungen.

Aus einer Erniedrigung des exspiratorischen Atemstoßes unter 70% kann man im allgemeinen auf eine Erhöhung des endobronchialen Widerstandes schließen. Bei obstruktiven Ventilationsstörungen ist die absolute und die relative Sekundenkapazität herabgesetzt (z. B. bei Asthma bronchiale, Emphysem und spastischer Bronchitis).

Die Bestimmung des Tiffeneau-Testes ist wichtig und aufschlußreich, weil er bei vollständiger Exspiration nicht nur über das Exspirationsvolumen pro Zeiteinheit, sondern auch über die Größe des ventilierten Raumes, d. h. die Vitalkapazität, orientiert.

Mißt man gleichzeitig die bewegte Luftmenge in einer bestimmten Zeiteinheit, erhält man einen Wert für die *Strömungsgeschwindigkeit* der Atemluft. Sie kann mit Hilfe geeigneter Pneumometer oder der Pneumotachographie erfolgen, dabei werden die durch ein Rohr ausgeatmeten Luftvolumina anhand von Druckmessungen im Bereich einer Staublende erfaßt. WYSS-HADORN und SCHÖNDUBE haben entsprechende Geräte entwickelt.

Apnoische Pause

Unter apnoischer Pause versteht man das Vermögen, den Atem sowohl inspiratorisch wie exspiratorisch eine gewisse Zeit anhalten zu können. Man mißt das Atemanhaltevermögen am Ende der Ein- oder Ausatmungsphase entweder mit Hilfe einer Stoppuhr oder graphisch mit Hilfe geeigneter Spirometer.

Die Normalwerte für die apnoische Pause nach Inspiration liegen um 40 bis 50 Sek., nach Exspiration ungefähr bei 15 Sek.

Aus einer Verkürzung der apnoischen Pause allein kann man keine Aussagen über die Lungenfunktion ziehen bzw. auf einen Krankheitsprozeß schließen. Sie ist nur ein Baustein zur Bewertung des Spirogrammes und muß im Zusammenhang mit den anderen Größen beurteilt werden.

Beim dekompensierten Herzkranken kann die Apnoezeit stark verlängert und selbst bei Lungenkranken kann sie verändert sein. Körperliches Training und bewußte Übung vermag die Werte der Apnoezeit zu verbessern.

Atemzeitquotient

Das Verhältnis von In- und Exspirationszeit wird durch eine Analyse von einigen Atemzügen ermittelt und als Atemzeitquotient (AZQ) bezeichnet.

Durch schnelleren Papierablauf des Registrierapparates (1200 Umdrehungen) werden einige Atemzüge auseinandergezogen. An den Fuß- und Scheitelpunkten fällt man das Lot und bestimmt die Proportionen von Ein- und Ausatmungszeit.

Die Einatmungszeit bezeichnet man mit 1. Normalerweise ist die Ausatmungszeit etwas verlängert, etwa im Verhältnis von 1:1 bis 1,5.

Erhöht ist die AZQ bei schweren asthmatischen Zuständen, Altersemphysen und Emphysembronchitis und kann hier auf über 1:2 ansteigen. Bei kardial bedingter Dyspnoe findet sich dagegen eine Verminderung des Atemzeitquotienten.

Für die Beurteilung ist jedoch die *Formanalyse der Exspirationskurve* aufschlußreicher.

Man kann sie z. B. durch gleichzeitige Registrierung der CO_2-Ausscheidung mit Hilfe des Uras M erhalten und durch eine Analyse der Form der Ausatmungsphase verschiedene Krankheitsformen voneinander abgrenzen (z. B. Emphysembronchitis, treppenartiger Knick bei obstruktiven Veränderungen in den Atemwegen).

Residualvolumen (RV)

Die Bestimmung des Residualvolumens ist eine weitgehend objektive Methode. Das Residualvolumen entspricht dem Luftgehalt der Lunge nach maximaler Exspiration. Es nimmt zu, wenn die maximale Exspiration eingeschränkt ist, es kann abnehmen, wenn das Volumen der Thoraxorgane, z. B. des Herzens oder Mediastinums bzw. der Blutgehalt der Lungengefäße, größer wird.

Mit Hilfe des Residualvolumens kann eine Aussage über die Gleichmäßigkeit der Lungenbelüftung ermöglicht werden. Da bei der Residualvolumenbestimmung gewöhnlich die Zeitspanne, die bis zur »gleichmäßigen« Verteilung einer inspiratorisch geänderten Gaskonzentration in der Lunge notwendig ist, mitgemessen wird, erlaubt diese Zeitgröße eine Aussage über die mehr oder weniger starke *Gleichmäßigkeit der Lungenbelüftung*.

Eine Residualvolumenvermehrung kann reversibel sein. Die häufigsten Veränderungen des Residualvolumens zeigen sich bei Stenosen der Atmungswege und bei asthmatischen Zuständen (meistens Zunahme des Residualvolumens).

Eine kompensatorische Residualluftvolumenzunahme der verbleibenden Lunge nach Pneumektomie ist häufig. Thoraxdeformationen mit Altersemphysen rufen ebenfalls eine Vergrößerung hervor.

Bei der Bestimmung geht man gewöhnlich von der funktionellen Residualkapazität aus, also von dem Luftvolumen, das sich nach einer *normalen* ruhigen Ausatmung noch in der Lunge befindet.

Aufschlußreicher als die absolute Größe ist das *relative Residualvolumen*, d. h. sein Anteil an der Totalkapazität. Bei Gesunden findet sich eine altersphysiologische Zunahme von etwa 20% bis auf 30—35%.

Brauchbar sind folgende Mittelwerte
20 % vom 16. bis 34. Lebensjahr
23,4% vom 35. bis 49. Lebensjahr
30,8% vom 50. bis 69. Lebensjahr

Dabei dürfen aber die absoluten Zahlen nicht übersehen werden, denn bei einer Abnahme der Vitalkapazität kann das prozentuale Residualvolumen verhältnismäßig stark zunehmen, ohne daß hieraus auf eine entsprechende Überblähung der Lunge geschlossen werden kann.

Die Untersuchung der *intrapulmonalen Gasmischungsverhältnisse* ergibt eine Veränderung der Mischungszeit bzw. eine verschlechterte Mischung bei Stenosierung einzelner Bronchien, bei verminderter Dehnbarkeit einzelner Lungenteile oder mechanischen Hindernissen innerhalb des Thorax. Man kann daher bei vielen Lungenerkrankungen — nicht nur bei Emphysem — eine verlängerte Mischungszeit erhalten. Bei vermindertem Residualluftvolumen ist die Mischungszeit verkürzt, denn das Kontrollgas mischt sich schneller mit einem kleineren Residualluftvolumen.

Zur Bestimmung des Residualvolumens bedient man sich eines Fremdgases, heute meistens *Helium*, dessen Verdünnung bei Anschluß der Lunge an ein geschlossenes System gemessen wird. Hierbei wird nicht eigentlich das Residualvolumen bestimmt, sondern die sog. *funktionelle Residualkapazität*.

UNTERSUCHUNGSSCHEMA

Beurteilung bei der Lungenfunktionsprüfung

Name	Vorname	Alter	Größe
Körpergewicht	Temperatur	Barometerstand	
Sonstige Daten			

Spirometrie

	Sollwerte	Istwerte
Atemvolumen (AV)	ml	ml
Atemfrequenz (AF)	/Min.	/Min.
Atemminutenvolumen Amv	L./Min.	L./Min.
Vitalkapazität	L./Min.	L./Min.
Atemgrenzwert	L./Min.	L./Min.
Atemzeitquotient	1:1–1,5	
apnoische Pause inspir.	Sek.	Sek.
apnoische Pause exspir.	Sek.	Sek.
Tiffeneau-Test	75–85% der VK	%
Residualvolumen	% TK	% TK
Funkt. Residualkapazität	l.	L.
Totalkapazität	l.	L.
Heliummischzeit	Min.	Min.

Beurteilung

Das Residualvolumen wird dann durch die Substraktion des spirometrisch gemessenen exspiratorischen Residualvolumens errechnet.

Die Summe aus Vitalkapazität und Residualvolumen wird als *Totalkapazität* bezeichnet. Diese soll im Normalfall etwa 4,5 bis 6,5 Ltr. betragen.

Bei der Auswertung des gemessenen Residualvolumens wird häufig der Fehler begangen, daß lediglich die Relation zwischen der Größe des Residualvolumens und der Totalkapazität betrachtet und aus einer Vergrößerung des Residualvolumens auf ca. 35 bis 45% der Totalkapazität auf ein Lungenemphysem geschlossen wird, obwohl evtl. der Absolutwert des Residualvolumens überhaupt nicht vergrößert, sondern die Totalkapazität auf Grund einer stark eingeschränkten Vitalkapazität erheblich verkleinert ist. Angaben über die Residualluft müssen deshalb stets die absoluten Zahlen für die Soll- und Ist-Werte des funktionellen Residualvolumens und der eigentlichen Residualluft, und erst in zweiter Linie den prozentualen Anteil dieser beiden Volumina an der Totalkapazität enthalten.

D. Der diagnostische Informationswert der mit Hilfe der Spirometrie gewonnenen Meßergebnisse

Die Mehrzahl der Autoren ist sich darüber einig, daß die Messung der Vitalkapazität, des 1-Sek.-Wertes und Atemgrenzwertes allein nur begrenzte Aussagen über die Lungenfunktion zuläßt. Wenn diese Werte der Norm entsprechen, braucht die Lungenfunktion durchaus nicht intakt zu sein; sind sie eingeschränkt, so kann einmal eine schlechte Mitarbeit des Patienten vorliegen, zum andern ist aber auch ihre tatsächliche Verkleinerung mit einer ungestörten Lungenfunktion vereinbar, da die Leistungsreserven dieses Systems sehr groß sind. Andererseits können Einschränkungen dieser Volumina Ausdruck einer Funktionsbeeinträchtigung der Lungen sein. In der klassischen Zeit der Spirographie sprach man von restriktiven, obstruktiven oder gemischten Ventilationsstörungen, je nachdem, ob die Vitalkapazität oder der 1-Sek.-Wert zusammen mit dem Pneumometer- und Atemgrenzwert verkleinert oder alle vier Werte eingeschränkt waren. Wir wissen heute, daß auch dieses Schema einer Einschränkung bedarf. Eine zuverlässige Beurteilung auf Grund der angegebenen Daten ist nicht immer möglich. Sie zwingt zu einer weiteren Analyse und Erweiterung mit anderen Untersuchungsverfahren.

So kann z. B. mit Hilfe der Kombination mehrerer Verfahren eine genauere Abklärung erfolgen. Eine obstruktive Ventilationsstörung würde mit ziemlicher Genauigkeit durch den Nachweis einer verminderten Vitalkapazität sowie des Atemgrenzwertes und eines eingeschränkten Tiffeneau-Tests in

Übereinstimmung mit einer bestimmten Deformierung der exspiratorischen CO_2-Kurve, die mit einem Ultraabsorptionsschreiber (Uras M) gewonnen wird, zu diagnostizieren sein.

Bei Nachweis einer Einschränkung der gleichen Atemvolumina, Vergrößerung der Residualluft bei normaler exspiratorischer CO_2-Kurve und Heliummischzeit läßt sich eine sichere Aussagemöglichkeit über den Zustand der Lungenfunktion auf Grund dieser Untersuchungen nicht ziehen. Zur absoluten Klärung dieses Befundes müßte eine Blutgasanalyse vorgenommen werden, bei der sich eine Erniedrigung des arteriellen Sauerstoffdrucks oder eine pathologische Vergrößerung des alveolo-arteriellen Sauerstoffdruckgradienten bzw. des arterio-alveolären Sauerstoffdruckgradienten oder alle diese Störungen zusammen ergeben könnten. Man würde dann annehmen, daß es zu einer Verschiebung des optimalen Verhältnisses zwischen der Kapillardurchblutung und der Alveolarbelüftung in den Lungen oder in einem Teil der Lungen gekommen ist. Zusätzlich zu den spirographischen Methoden und den Alveolar- und Blutgasanalysen in Ruhe sollte bei nicht allzu schweren pathologischen Befunden stets ein Belastungsversuch mit Bestimmung der alveolären und arteriellen Sauerstoff- und Kohlensäuredrucke durchgeführt werden. Hierbei werden oft erst Störungen der Lungenfunktion, die infolge des überdimensioniert angelegten Atemsystems während Ruhe häufig noch kompensiert werden können, aufgedeckt. Erst unter der Belastung kann eine pathologische Vergrößerung der Gradienten zwischen den Alveolar- und Blutgasen eintreten oder sich verstärken. Außerdem können der arterielle Sauerstoffdruck und Kohlensäuredruck pathologische Werte annehmen.

Es ist heute möglich, mit modernen Meßmethoden direkt den Sauerstoff- und Kohlensäuredruck des Blutes zu bestimmen. Änderungen der Beladung des Blutes mit Sauerstoff werden dabei viel genauer am Sauerstoffdruck als an der Sauerstoffsättigung erfaßt, da die physiologische Sauerstoffsättigungskurve des Blutes in dem für uns interessanten Bereich zu ungünstig verläuft, daß bereits stärkere Änderungen des Sauerstoffdruckes eintreten müßten, wenn die Sauerstoffsättigung des Blutes sich nur ein wenig verändern soll.

Schließlich besteht noch die Möglichkeit, daß die spirometrischen Werte, die Alveolar- und Blutgase in Ruhe und unter Belastung, nicht eindeutig pathologisch verändert sind, daß man aber auf Grund der anamnestischen Angaben oder des klinischen und röntgenologischen Befundes den Eindruck hat, die Atmung des Patienten sei doch beeinträchtigt.

In diesem Falle ist dann noch zu klären, ob vielleicht der *Energieaufwand* für diese Atmung wesentlich vergrößert ist, sei es durch eine Lungen- und Thoraxstarre (also eine Restriktion), sei es durch sonst nicht zu erkennende Obstruktionen oder durch die Kombination beider Störungen. Eine wertvolle

Ergänzung der übrigen Methoden sind atemmechanische Untersuchungen. Die Untersuchung der *Atemmechanik* vermittelt Einblicke in das elastische Verhalten der Lunge, die Größe der Reibungswiderstände, des Gewebes und der Bronchien unter der Voraussetzung, daß das Atemvolumen, die Volumengeschwindigkeit und die dabei auftretenden Drucke exakt gemessen werden können. Bei gleichzeitiger Schreibung von Druck und Volumen entsteht eine *Atemschleife,* die auch aus der gleichzeitigen Registrierung von Druck und Strömungsgeschwindigkeit konstruiert werden kann. Sie ermöglicht die Berechnung der an den Lungen zu leistenden Arbeit gegen elastische und visköse Widerstände, kann aber auch neben den elastischen über Deformations- und Störungswiderstände in der Lunge Auskunft geben.

Intrathorakale Druckschwankungen können nicht nur im Pleuraraum sondern auch im Oesophagus gemessen werden.

Der dynamische Pleuradruck entspricht der Summe der Kräfte, die durch die Aktion des Zwerchfelles und der übrigen Atmungsmuskulatur während des Atemzyklus entstehen und über dem Pleuraspalt hinweg an der Lungenoberfläche wirksam werden.

Er bewirkt die inspiratorische Drehung der Lungen gegen elastische, der Volumenänderung direkt proportionale Widerstände und gegen nichtelastische (= visköse) Widerstände in Bronchien und Gewebe, die von der Strömungsgeschwindigkeit der Atemluft abhängen.

Bei fehlender Luftströmung am Ende der In- und Exspiration entfallen die nichtelastischen Reibungswiderstände. Die zwischen den Apnoepunkten meßbare Druckdifferenz kann dabei als Maß des elastischen Widerstandes bzw. der Retraktionskraft der mehr oder weniger stark gedehnten Lungen gelten.

Die statische Druckdifferenz zwischen den Phasenwechselpunkten eines Atemzuges und ihr Verhältnis zur Volumenänderung wurde ursprünglich als *Elastizitätskoeffizient* (v. MEERGARD und WIRZ) später als *Elastance* bezeichnet (BAYLISS und ROBERTSON). Da der Elastizitätsbegriff unterschiedlich interpretiert werden kann, hat sich in den letzten Jahren mehr der reziproke Wert der Elastance, die sog. *Compliance* (MEAD und WITTENBERGER) eingebürgert.

Dieser Druckvolumenkoeffizient gibt an, mit welcher Volumenänderung eine Zu- oder Abnahme des Pleuradruckes um 1cm H_2O einhergeht.

Es wird somit die Dehnbarkeit oder Nachgiebigkeit des Lungengewebes charakterisiert.

In der Klinik begnügt man sich mit einer Messung der an den Lungen geleisteten Atemarbeit, die das Produkt aus den Kräften ist, die als Druck im Pleuraspalt bzw. Oesophagus gemessen werden können, und der dazugehörigen Atemvolumen. Durch planimetrische Ausmessung eines Volumendruckdiagrammes kann die gesamte Arbeit relativ einfach ermittelt und in Arbeit gegen elastische und visköse Atemwiderstände unterteilt werden (HANN, WETTENGEL und FABEL).

Derartige Druckvolumendiagramme lassen sich heute mit sog. Schleifenschreibern, die aus Elektromanometer, Verstärker und Galvanometer mit Registriergerät bestehen, registrieren. Zur Druckabnahme im Oesophagus dient ein luftgefüllter Latexballon, der über einen Polyäthylenkatheter mit dem Manometer verbunden ist.
Die Messung des Volumens erfolgt simultan mit der Druckmessung über einen Spirometer, an den der Untersuchende mittels Mundstück angeschlossen ist.
Es gibt eine Reihe sog. Compliance-Test-Geräte, z. B. Lung compliance Godart, mit deren Hilfe der Kurvenverlauf der dynamischen Compliance bestimmt werden kann.

Die Compliance hat die Dimension ccm/cm H_2O. Sie besagt, wieviel Luft man in die Lunge einblasen muß, um einen Druckanstieg von 1 cm H_2O zu erhalten. Die Normalwerte für die *dynamische Compliance* betragen 200 cm/ cm H_2O, für die *statische Compliance* 100 ccm/cm H_2O, die Gesamtatemarbeit etwa 0,04 m/kg pro Atemzug und etwa 0,33 mkg pro Min.
Bei besonderen klinischen Fragestellungen interessiert nicht allein das geatmete Volumen, sondern auch die Geschwindigkeit des Luftstromes, die zu jedem Zeitpunkt der Atemphase vorliegt. Derartige Geschwindigkeitsmessungen der Luftströmung sind mit Hilfe der *Pneumotachographie* möglich. Diese Methode erlaubt eine Bestimmung des genauen zeitlichen Verlaufs der einzelnen Phasen der Atmung, ermöglicht eine Beurteilung der Atemkraft und die Abschätzung von Atemwiderständen. Die Geschwindigkeit der Atemluft ist eine Funktion der Kraft der Atemmuskulatur, der Atemwiderstände und Lungenelastizität. Gerade bei asthmatischen und emphysematischen Zuständen sind diese Funktionen vermindert. Das Pneumotachogramm zeigt dann eine abwegige Kurvenform und somit können Rückschlüsse auf krankhafte Atemtypen gezogen werden. Außerdem ist die Bestimmung der geatmeten Luftvolumina möglich.
Die Pneumotachographie kann mit Hilfe besonderer Atemröhren (z. B. Fleischsche Düsen) oder des sog. Pneumotachoskriptes (JAEGER) erfolgen. In allen Fällen, in denen die Benutzung des geschlossenen Systems auf Schwierigkeiten stößt, ist die Anwendung des Pneumotachogramms zweckmäßig. Bei gleichzeitiger Bestimmung des integrierten Pneumotachogramms und des Bezugspneumotachogramms ist die quantitative Ablesung der *Volumina* über lange Zeiträume sowie die gleichzeitige Ablesung und Auswertung der Atemstromgeschwindigkeit gegeben. Die Bestimmung des Atemvolumens, der Atemfrequenz und des Atemminutenvolumens eignet sich vor allem für längere Aufzeichnungen, z. B. die Ergospirometrie.

Eine eingebaute Vorrichtung zur Atemwiderstandsmessung mit der Teilverschlußdruckmethode nach Dirnagl bietet die Möglichkeit, ohne Behinderung der Atmung den Alveolardruck unblutig zu messen. Die Bestimmung des Atemwiderstandes ist von der Mitarbeit des Patienten weitgehend unabhängig und willkürlich kaum beeinflußbar.

Durch die *Gas- und Blutgasanalyse* werden Störungen des Gasaustausches, die zur respiratorischen Insuffizienz führen können, diagnostiziert und differenziert. Da der intrapulmonale Gaswechsel sich nach physikalischen Gesetzen vollzieht und die Endprodukte des Gaswechsels, nämlich die Exspirationsluft und das arterielle Blut, der direkten Analyse zugänglich sind, ist eine exakte Untersuchung der Lungenfunktion möglich.

Bei den Normwerten der arteriellen Blutgase bietet der Kohlensäure-Druck keine Schwierigkeiten. Er wird für alle Altersklassen bei Körperruhe mit etwa 40 Torr angenommen. Werte über 45 Torr weisen zusammen mit einer Erniedrigung des Sauerstoff-Druckes auf ein Versagen der Lungenfunktion im Sinne der Globalinsuffizienz Rossiers hin. Wesentlich schwieriger war die Aufstellung von Normwerten für den arteriellen Sauerstoffdruck. Bis vor nicht allzu langer Zeit stritt man sich darum, ob man den Normalwert mit 90, 85 oder 80 Torr annehmen sollte. Erst die Mikromethode der pO_2-Bestimmung nach Thews ermöglichte Reihenuntersuchungen, die einen sehr ausgeprägten Altersgang des arteriellen Sauerstoffdruckes aufdecken, wobei der arterielle Sauerstoffdruck mit zunehmendem Alter eine Senkung erfährt. Auch bei dieser Größe ist die Streubreite des Normalen relativ groß.

So besitzen bei der Lungenfunktionsprüfung die Meßergebnisse von Fall zu Fall einen sehr unterschiedlichen Aussagewert.

Manchmal gelingt bereits mit einer Methode die Aufdeckung einer schweren Lungenfunktionsstörung, während in anderen Fällen *alle Untersuchungsmöglichkeiten* eingesetzt werden müssen, um zu einer einwandfreien Aussage zu kommen.

Literatur

Anthony, A. J.; Venrath, H.: Funktionsprüfung der Atmung. 2. Aufl. Leipzig 1962
Bartels, H.; Bücherl, E.; Hertz, C. W.; Rodewald, G.; Schwab, M.: Lungenfunktionsprüfungen. Methoden und Beispiele klinischer Anwendung. Berlin 1959
Comroe, J. H.; Forster, R. E.; Dubois, A. B.; Briscoe, W. A.; Carlsen, E.: Die Lunge. Klinische Physiologie und Lungenfunktionsprüfungen. Stuttgart 1964
Hamm, J.: Die klinische Bewertung elastischer visköser Atemwiderstände und der Atemarbeit. Klin. Wschr. 38 (1960), S. 1101–1107
Hamm, J.: Lungenfunktionsprüfung. Laboratoriumsuntersuchungen. Klinik der Gegenw. 7 (1958), S. 645–678
Hamm, J.: Methodische Grundlagen atemmechanischer Untersuchungen in der Klinik. Klin. Wschr. 38 (1960) Nr. 1, S. 1093–1101

Hamm, J.; Wettengel, R.; Fabel, H.: Vergleichende Untersuchungen der Atemmechanik bei normaler Lungenfunktion, obstruktiven und restriktiven Ventilationsstörungen. Zschr. f. klin. Med. 157 (1962), S. 133–155

Häussler, H.; Gulich, H.; Lehmann, G.: Pneumotachographische Untersuchungen bei Gesunden und Kranken unter besonderer Berücksichtigung der Auswertemethoden. Zschr. klin. Med. 154 (1957), S. 378

Hildebrandt, G.: Die Bedeutung der Atemstoßmessung (Pneumometrie) für die Atemfunktionsdiagnostik in der Praxis. Ärztl. Forschung 17 (1958), S. 571–578

Kehrel, H.: Zur Praxis der Pneumotachographie. Med. Mschr. 1 (1962), S. 16–20

Küchmeister, H.; Bolt, W.; Goldeck, H.; Hamm, H.: Klinische Funktionsdiagnostik. 2. Aufl. Stuttgart 1958

Osten, H.: Die atemmechanische Analyse am offenen Spirometersystem. Klin. Wschr. 41 (1963) Nr. 12, S. 606–611

Rossier, P. H.; Bühlmann, A.; Wiesinger, K.: Physiologie und Pathophysiologie der Atmung. 2. Aufl. Berlin 1958

Scherrer, M.; Bucher, U.; Kostyal, A.: Zur Technik atemmechanischer Untersuchungen. Schweiz. Med. Wschr. 87 (1957) Nr. 49, S. 1403–1414

Schnellbächer, F.: Problematik der Soll- und Meßwerte bei der Lungenfunktionsprüfung. Manuskript

Ulmer, W. T.: Die Untersuchung der Lungenfunktion. Möglichkeiten und Probleme. Zschr. Kreisl. Forsch. 49 (1960) Nr. 9/10, S. 461–490

Zeilhofer, R.: Die Differentialdiagnose von Störungen der Atemmechanik anhand des statischen und dynamischen Volumen-Druck-Koeffizienten (Untersuchungen bei obstruktiver restriktiver und kombinierter Ventilationsstörung in vivo und am Lungenmodell). Klin. Wschr. 38 (1960) Nr. 20, S. 1013–1025

Zeilhofer, R.; Rupprecht, E.: Atemarbeit und Dyspnoe in Ruhe und während körperlicher Belastung bei obstruktiver und restriktiver Lungeninsuffizienz. Klin. Wschr. 39 (1961) Nr. 4, S. 184–193

Zöllner, N.; Ernst, S.; Nowy, H.: Über die Beurteilung der Lungenventilation anhand von Spirometerkurven. Dtsch. Arch. klin. Med. 201 (1954), S. 630–638

VIII. KAPITEL

Die Spiroergometrie

A. Allgemeines

Die körperliche Leistungsfähigkeit ist von der Beschaffenheit und Funktion einer Vielzahl von Organen und Organsystemen abhängig. Ist ein Organ krank oder versagt das funktionelle Zusammenspiel einzelner Organe, kann und wird die Leistungsfähigkeit begrenzt sein.

Zur Beurteilung der Leistungsfähigkeit und des Leistungsvermögens können demnach verschiedenartige Untersuchungsverfahren angewendet werden, um abzuklären, welche Organe oder Funktionskreise leistungsgemindert sind und in welcher Richtung sich diese Leistungsminderung bewegt.

Wir haben bereits eine Reihe von Funktionsprüfungen kennengelernt, die sich mit wichtigen Teilfunktionen, wie dem peripheren Kreislauf, der koronaren Durchblutung, nervalen Regulationsmechanismen usw. befassen. Um möglichst viele Teilfunktionen in einem Untersuchungsgang erfassen zu können, wäre eine Kombination mehrerer Untersuchungsverfahren notwendig. Eine derartige Untersuchungsmethodik wäre zweifellos mit großem apparativem Aufwand verbunden. Die Schule um BRAUER und KNIPPING beschritt einen anderen Weg und versuchte mit Hilfe *einer einzigen* Meßgröße, dem *Sauerstoffaufnahmevermögen*, einen Einblick in das Leistungsvermögen zu erhalten, nachdem von seiten der Physiologen nachgewiesen wurde, daß die maximale Höhe der Sauerstoffaufnahme in einer direkt proportionalen Beziehung zur körperlichen Leistungsfähigkeit steht. Die Knippingsche Schule geht von der Annahme aus, daß die absolute Höhe des Sauerstoffaufnahmevermögens gleichsam die Resultante mehrerer, die Leistungsfähigkeit bestimmenden Faktoren darstellt und sich aus der Bestimmung dieser Meßgröße unter Arbeit ein entscheidender Hinweis auf die Leistungsfähigkeit ableiten läßt. So kam es zur Entwicklung der *Spiroergometrie* als dem eigentlichen Prüfverfahren zur Bestimmung der Leistungsfähigkeit. Dieses Untersuchungsverfahren wurde für arbeits- und sportmedizinische Untersuchungen, vor allem aber für die Herz- und Lungenklinik nach allen Richtungen ausgebaut. (KNIPPING, ZAEPER, LANDEN, BOLT, VALENTIN, VENRATH, HOLLMANN u. a.).

Zu diesem Zwecke hat KNIPPING seinen bekannten Grundumsatzapparat für Untersuchungen *während* Belastung umgearbeitet; als Arbeitsform diente die Arbeit am Drehkurbel- bzw. Dynamoergometer.

Während in den Anfangsjahren der Spiroergometrie die Sauerstoffaufnahme und das Atemminutenvolumen alleinige Meßgrößen waren, führte der weitere Ausbau der spiroergometrischen Apparaturen zur Mitbestimmung der Kohlensäureausscheidung und damit des respiratorischen Quotienten. Es konnte weiterhin gezeigt werden, daß in vielen Fällen die alleinige Bestimmung der Sauerstoffaufnahme unzureichend sein kann und sich die Aussagefähigkeit der Methode durch zusätzliche Bestimmung von Pulsfrequenz und Blutdruck erweitern und ergänzen läßt. So sind im Laufe der Zeit besonders konstruierte Gasstoffwechselschreiber entwickelt worden, die apparative Technik wurde derart vervollkommnet, daß inzwischen die Spiroergometrie zu einer Spezialwissenschaft geworden ist und besondere Laboratorien voraussetzt.

So gesehen, gehört die Spiroergometrie nicht zu den einfachen und leicht anwendbaren Untersuchungsverfahren, und man könnte denken, daß die Beschreibung dieser Untersuchungsmethode nicht in den Rahmen einer praktischen Funktionsdiagnostik gehört. Wir haben jedoch schon aus der Beschreibung der bisher aufgeführten Untersuchungsverfahren gesehen, daß es eine einfache, allen Ansprüchen gerecht werdende Funktionsprüfung nicht gibt, daß vielmehr jedes Verfahren einen gewissen apparativen Aufwand erfordert und die Aussagemöglichkeiten um so größer sind, je mehr Funktionsgrößen in einem Untersuchungsgang bestimmt werden können. Das bedeutet, daß jedes Kreislauflabor über eine gewisse apparative Standardausrüstung verfügen muß, wobei heutzutage die Möglichkeit zur spiroergometrischen Untersuchung, z. B. in jedem Krankenhaus mittlerer Größe, gegeben sein sollte. Aus diesem Grunde wird dieses Untersuchungsverfahren hier eingehender besprochen und vor allem auf die Aussagemöglichkeiten dieser Methode eingegangen.

Apparative Ausrüstung

Der *Ergospirograph* nach KNIPPING gehört zu den Gasstoffwechselapparaten mit geschlossenem und ventilfreiem Kreislaufsystem. Er besteht aus dem Spirometer, einer Pumpe oder Turbine, einem CO_2-Absorber und der Gesichtsmaske für den Anschluß des Patienten sowie einer Schreibvorrichtung zur Registrierung auf dem Wechsellauf-Kymographen. Sauerstoffstabilisator und Balancegefäß ergänzen für die gewünschten Arbeitsuntersuchungen das Gerät. Kontaktthermometer, Strömungsmesser und Kühlvorrichtungen erhöhen die Meßgenauigkeit.

Neben den Lungenvolumina und -zeitvolumina lassen sich hiermit der Sauerstoffverbrauch und die Atmung fortlaufend und simultan registrieren. Spirographische O_2-Defizite können aufgedeckt werden. Zur quantitativen Bestimmung der Herz-Kreislauf-Leistungsbreite ermittelt man die maximal mögliche

O₂-Aufnahme während Sauerstoffatmung bei ansteigender Arbeitsbelastung. Selbstverständliche Voraussetzungen sind eine ausreichende Pumpenleistung, eine vollständige Kohlendioxyd-Absorption, eine korrekte Wiedergabe der Gasvolumina-Änderungen und der absorbierten Sauerstoffmenge. Korrekte Ergebnisse werden weiterhin nur durch eine dicht abschließende, bequeme, keine Stenosen bedingende und strömungsdynamisch einwandfreie Gesichtsmaske, eine genaue O₂-Stabilisierung sowie eine vom Patienten unbemerkte, schnelle Umschaltungsmöglichkeit auf höhere O₂-Spannungen garantiert.

Der Ergospirograph kann als Basisgerät fakultativ seit einiger Zeit durch zahlreiche weitere fortlaufend registrierende Verfahren zur simultanen Erfassung weiterer Größen von Lungen, Herz und Kreislauf ergänzt werden.

Ein weiteres Gerät ist der Metabograph nach A. FLEISCH. Dieses Gerät ermöglicht die gleichzeitige Registrierung der Sauerstoffaufnahme, der Kohlensäureabgabe, des Atemminutenvolumens, des respiratorischen Quotienten, des Atemäquivalentes sowie der Atemfrequenz und des Atemvolumens unter Ruhebedingungen bis zu einer maximalen körperlichen Arbeit. Es handelt sich um ein geschlossenes Kreislaufsystem mit Stabilisator, wobei der Patient durch eine Gesichtsmaske an die Apparatur angeschlossen wird. Der besondere Vorzug des Gerätes besteht in der fortlaufenden Registrierung der Kohlensäureabgabe und der Sauerstoffaufnahme unter gleichzeitiger automatischer Registrierung des respiratorischen Quotienten ohne rechnerische Berücksichtigung der Temperatur und des Barometerstandes.

Durch eine konstante Wärme- bzw. Kühlanlage bleibt die Temperatur im System gleich und die Leistung der Sauerstoffpumpe wird auf den jeweiligen Barometerstand eingestellt. Eine große Kreiselpumpe von 260 Ltr. ermöglicht, daß die Arbeit ohne jeden Totraum und ohne Rückatmung geleistet werden kann. Alle Ventilationsgrößen lassen sich infolge einer besonderen Zeitvorrichtung in beliebigen Zeitabständen registrieren, wobei man entweder jede Minute oder in kürzeren oder längeren Zeitintervallen die Werte direkt ablesen kann. Infolge der gleichzeitigen und fortlaufenden Registrierung sind also schon während des Versuches Einblicke in die Änderung der Ventilationsgrößen möglich, so daß der jeweilige Versuch nach den direkt vorliegenden Ergebnissen variiert werden kann.

Es gelingt insbesondere, sofort über die steady state-Werte der Sauerstoffaufnahme, des Atemminutenvolumens und der übrigen Ventilationsgrößen Auskunft zu erhalten. Darüber hinaus ist es bei dieser Apparatur möglich, jedes beliebige sauerstoffreiche oder -arme Gemisch in kürzester Zeit herzustellen; der jeweils gewünschte Sauerstoffgehalt bleibt konstant, die Sauerstoffzufuhr erfolgt automatisch, entsprechend dem Verbrauch.

Alle Werte sind direkt, reduziert auf 0° 760 mm Hg und Trockenheit (STPD), ablesbar, die Lungenvolumina sind auf BTPS-Bedingungen reduziert.

Inzwischen sind eine Reihe weiterer Geräte entwickelt worden, mit denen eine spiroergometrische Untersuchung möglich ist, so der Pulmotest von GODART, der Spirograph nach LODE. Auch mit Geräten des offenen Systems sind spiroergometrische Untersuchungen durchführbar.

Weitere notwendige Apparaturen sind geeignete Ergometer, Pulsfrequenzintegratoren sowie Blutdruckmeßapparate.

Zu welcher Untersuchungsart man sich entschließt, hängt weitgehend von der Einstellung und Schule ab.

Die Untersuchung *im Stehen* an einem Drehkurbelergometer führt zur Beanspruchung zahlreicher Muskelgruppen, insbesondere der Arm- und Oberkörpermuskulatur; sie wird vorzugsweise von der Knippingschen Schule angewandt. Bei Arbeit in *liegender* oder *sitzender* Stellung gelingt es leichter, neben der Sauerstoffaufnahme noch weitere Ventilations- und Kreislaufgrößen zu erfassen.

Auch wird sich die Wahl der Untersuchungsmethodik nach der jeweiligen Fragestellung richten.

Untersuchungsmethodik

Eine spiroergometrische Untersuchung wird methodisch unterschiedlich vorgenommen. Die Knippingsche Schule beginnt jede spiroergometrische Untersuchung mit einer Ruhefunktionsprüfung, wobei Atemminutenvolumen, Vitalkapazität, Atemzeitquotient, Tiffeneau-Test, Atemgrenzwert und fakultativ das Residualvolumen sowie die Mischungszeit bestimmt werden. An die Ruhefunktionsprüfung wird die Belastungsuntersuchung angeschlossen, entweder im Sinne des Wattstufenversuches (O_2-Defizitprüfung) oder der vita-maxima-Untersuchung.

Der *Wattstufenversuch* wird mit kleinen oder mittleren Wattstufen begonnen. Es werden zunächst nach einer Anlaufzeit von 3–5 Min. die steady state-Werte von Sauerstoffaufnahme und Atemminutenvolumen ermittelt und anschließend die gleichen Werte bei Sauerstoffatmung registriert.

Besteht kein Sauerstoffdefizit, wird auf eine höhere Belastungsstufe übergegangen und auf dieser die gleichen Größen unter Luft- und Sauerstoffatmung gemessen.

Mehr als zwei Belastungsstufen werden am Tag nicht durchgeführt, unmittelbar nach jeder Belastung werden die Ventilationsgrößen Vitalkapazität, Atemstoß und Atemgrenzwert erneut kontrolliert, da bei pulmonalen oder kardialen Insuffizienzformen typische Veränderungen bestehen können.

Anschließend werden Sauerstoffaufnahme und Atemminutenvolumen 8 Min. in der Erholungsphase gemessen.

Die Arbeitsbelastungen werden also allmählich bis zur *Toleranz-* und *Leistungsgrenze* des Probanden gesteigert, beim gesunden bis auf 90—150 Watt Ergometerarbeit. Eine derartige stufenweise Belastung ist natürlich zeitraubend, zumal in einem Untersuchungsgang nicht mehr als auf zwei Wattstufen Registrierungen vorgenommen werden sollen. Eine Wiederholung der Untersuchung am folgenden Tag kann durchaus notwendig sein. Eine Erweiterung des Untersuchungsganges durch die Bestimmung weiterer Kreislaufgrößen ist selbstverständlich möglich.

Das *eigene Untersuchungsverfahren*, das an der Medizinischen Universitätsklinik Freiburg/Br. zusammen mit H. REINDELL entwickelt wurde, stützt sich maßgeblich auf den Gebrauch des Metabographen von FLEISCH zur Gasstoffwechseluntersuchung in Kombination mit einer fortlaufenden Puls- und Blutdruckbestimmung. Dabei können in einem Untersuchungsgang folgende Ventilations- und Kreislaufgrößen fortlaufend und direkt ablesbar erfaßt werden:

Sauerstoffaufnahme in ml	(STPD)
Kohlensäureabgabe in ml	(STPD)
Respiratorischer Quotient	$\dfrac{CO_2}{O_2}$
Atemminutenvolumen in Ltr.	(BTPS)
Atemäquivalent	$\dfrac{AMV_L \cdot 100}{O_2\text{-Aufnahme in ml}}$
Pulsfrequenz Schl/Min.	
Blutdruck in mm Hg	
Sauerstoffpuls	$\dfrac{O_2\text{-Aufnahme in ml}}{\text{Pulsfrequenz (Schl/Min.)}}$

Außerdem ist die gleichzeitige Registrierung der peripheren Sauerstoffsättigung mit Hilfe eines Oxymeters, des EKG und weiterer Parameter möglich.

Die Untersuchung wird auf kleinen oder mittleren Wattstufen begonnen, bei einem Probanden ohne klinischen Befund auf einer Wattstufe von 50, 75 oder 100 Watt, bei Patienten mit klinisch nachweisbarem Befund, bei Frauen auf Wattstufen von 25 bis 50 Watt.

Die *Dauer* der Belastung richtet sich nach der Länge der Anpassungszeit, d. h. bis zum Erreichen von steady state-Werten. Der Vorteil des Metabographen ist, daß die Ventilationsgrößen sofort während des Versuchs abgelesen werden können und der Versuch so entsprechend modifiziert werden kann.

Dadurch ist es möglich, in einem Untersuchungsgang den Probanden auf 2—3 Wattstufen arbeiten zu lassen.

Durch die *Vielzahl von Funktionsgrößen*, die in einem Untersuchungsgang registriert werden können, gelingt es, die *Regulations- und Leistungsbreite* der einzelnen Funktionskreise hinreichend exakt zu erfassen. Störungen der einzelnen Funktionskreise können schnell erkannt werden, ohne daß man sich der Leistungsgrenze des Probanden zu nähern braucht.

Erhält man beispielsweise auf einer Wattstufe von 60 oder 75 Watt Werte der einzelnen Funktionsgrößen, die sich innerhalb der normalen Streubreite bewegen, weiß man, daß der Organismus einer mittelschweren Belastung durchaus gerecht wird.

Sind auf gleichen Wattstufen über die Norm erhöhte Pulsfrequenzwerte, Atemäquivalente oder Blutdruckwerte erkennbar bzw. können steady state-Werte nicht mehr erhalten werden, wird offensichtlich, daß Störungen einzelner Funktionskreise bestehen bzw. die Leistungsgrenze des Probanden erreicht ist.

Eine Voraussetzung zur Beurteilung ist also der Erhalt von steady state-Werten der einzelnen Funktionsgrößen, die sich mindestens 3 bis 5 Min. in einem konstanten Gleichgewicht bewegen sollen. Sehr erleichtert werden die Untersuchungsbedingungen, wenn man sich bei der Ergometerarbeit eines Anlaufmotors bedient, der den Prüfling sozusagen ohne große Eigenleistung selbst auf »Touren« bringt, da oft gerade der Beginn der Ergometerarbeit mit eigenem Antrieb zu starker Anstrengung führt und vor allem eine Verschiebung der Atemmittellage herbeiführen kann.

Zur Bestimmung der *vita maxima* empfiehlt sich eine Steigerung der Wattleistung um 25 bis 30 Watt pro Minute bis zum Erreichen der Leistungsgrenze bzw. bis zur Erschöpfung des Prüflings. Diese Belastungsform wird im allgemeinen nur bei sportphysiologischen oder sonstigen Leistungsmessungen organisch gesunder Versuchspersonen anzuwenden sein, da bei einem Patienten mit eingeschränkter kardialer oder pulmonaler Leistungsbreite die Gefahr einer Schädigung besteht.

Als Kriterien gelten im wesentlichen Sauerstoffaufnahme, Pulsfrequenz und Atemminutenvolumen. Aus der Relation dieser Größen untereinander lassen sich Rückschlüsse auf die vita maxima des Prüflings ziehen. Dabei soll die Pulsfrequenz bei gesunden Versuchspersonen mindestens Werte von 160 Schl. pro Min., das Atemminutenvolumen Werte von 80—100 Ltr., die Sauerstoffaufnahme Werte um 2000 ml erreichen.

Je höher die Sauerstoffaufnahmewerte, je niedriger dagegen Atemminutenvolumina und Pulsfrequenzwerte zu liegen kommen, um so leistungsfähiger kann die Untersuchungsperson beurteilt werden.

Der Gesunde beendet die Arbeit im allgemeinen wegen muskulärer Ermüdung, während der Kranke die Arbeitsbelastung wegen Dyspnoe, Auftreten von Herzschmerzen, Arbeitsstenokardie usw. aufgeben muß.
Bei jeder spiroergometrischen Untersuchung muß der Patient in ausgeruhtem Zustand sein. Es empfiehlt sich den Probanden vorher eine halbe Stunde auf einem Ruhebett liegen zu lassen. Auch sollte die Untersuchung nicht unmittelbar nach einer Mahlzeit erfolgen, sondern zweckmäßigerweise erst 1—2 Std. danach. Eine leichte und gut verdauliche, nicht zu eiweißreiche Nahrung ist vorteilhaft. Ferner ist darauf zu achten, daß vor der Untersuchung auf die Einnahme von Kaffee, Tee, Nikotin und insbesondere Medikamenten verzichtet wird, da diese das Resultat verfälschen können.
Zweckmäßigerweise ist der Gang der Untersuchung zu erklären und im Leerversuch zu üben. So können größere psychische Emotionen vermieden werden. Dennoch wird gerade der Rentenpatient der Untersuchung mit einer gewissen Reserve entgegensehen. Ihm ist vor allem klar zu machen, daß die Untersuchung mit keiner Gefahr verbunden ist.
Eine weitere wichtige Voraussetzung ist die Erhaltung einer *konstanten Luftfeuchtigkeit*. Es muß nach Möglichkeit eine *gleichmäßige Zimmertemperatur* von 20° C, notfalls mit Hilfe von Ventilatoren und Temperaturreglern, angestrebt werden.
Voraussetzung für jede spiroergometrische Belastungsuntersuchung ist die genaue *Kenntnis des klinischen Untersuchungsbefundes*, weiterer Laboratoriumsergebnisse und eine ungefähre Abschätzung des Leistungsvermögens.

B. Der Begriff »steady state« und »vita maxima«

Unter dem Begriff des »steady state« versteht man eine Konstanz einzelner Kreislaufgrößen bei gleichbleibender Arbeitsleistung. Ursprünglich wurde dieser Begriff lediglich für die Sauerstoffaufnahme angewandt und gefordert, daß bei länger dauernder konstanter Arbeitsleistung die Sauerstoffaufnahme dem Sauerstoffverbrauch entsprechen muß. Aber nicht nur die Sauerstoffaufnahme ist im steady state konstant, sondern auch die Kohlensäureausscheidung muß sich in gleichen Grenzen halten. So sieht COURNAND ein steady state als gegeben an, wenn der respiratorische Quotient eine Konstanz erreicht, d. h., wenn sich Kohlensäureabgabe und Sauerstoffaufnahme der Belastung angepaßt haben. Weitere Autoren stellten fest, daß im steady state nicht nur O_2-Aufnahme und Kohlensäureabgabe gleich sind, sondern auch die Milchsäurekonzentration im Blut, die Puls- und Atemzahl, die Körpertemperatur in gleichen Grenzen bleiben, solange die Arbeit anhält. Die Arbeit wird durch andere Faktoren beendet, wie Erschöpfung der Glykogendepots, Muskelermüdung etc.

ZAEPER definierte das steady state für die indirekten spirographischen Verfahren als Konstanz von Arbeitsatmung und Sauerstoffatmung. Wir selbst wenden den Begriff für alle weiteren Größen, z B. Pulsfrequenz, Blutdruck usw. an und fordern zur Bestimmung eine Konstanz der Arbeitswerte.

Unter dem Begriff des *»maximalen steady state«* versteht man diejenige Belastungsstufe, die noch in einem echten steady state, d. h. ohne ein während der Arbeit wachsendes oxygen debt verrichtet werden kann. Die Belastung darf nur so groß sein, daß der Sauerstoffbedarf nicht geringer als die gleichzeitig mögliche Sauerstoffaufnahme ist.
Bei Arbeitsbeginn wird das steady state nicht sofort erreicht. Erst müssen Kreislauf und Atmung gewissermaßen auf *»Touren«* kommen, um eine größere O_2-Menge aufnehmen und bewältigen zu können. In dieser Anlaufzeit geht der Organismus eine gewisse O_2-Schuld ein, die in der Erholungsphase wieder abgetragen wird.
Da eine Bestimmung des steady state bei Registrierung zahlreicher Untersuchungsgrößen oft langwierig ist und der Ermüdungsfaktor sich bemerkbar machen kann, haben einige Autoren den Begriff des *»relativen steady state«* geprägt.
Es ist nach BENGTSON dann gegeben, wenn von der 4. bis zur 8. Min. einer Leistungsstufe die Herzschlagfrequenz weniger als 8 Schl., nach SJÖSTRAND von der 2. bis zur 6. Min. weniger als 10 Schl. ansteigt. Nach REINDELL besteht ein relatives steady state dann, wenn Sauerstoffaufnahme, Pulsfrequenz und Atemminutenvolumen über 3 Min. annähernd gleiche Werte zeigen.
In jüngster Zeit wurde vorgeschlagen, bei spiroergometrischen Untersuchungen den Ausdruck *»Ergostase«* zu verwenden. Er sollte dann gegeben sein, wenn die Pulsfrequenz auf einer Leistungsstufe von der 4. bis zur 6. Min. nur weniger als 8 Schl. ansteigt und die Sauerstoffaufnahme sich in den letzten 3 Min. einer Leistungsstufe um nicht mehr als 50 ml verändert.
Dann werden allerdings die Kriterien, die zu dem Begriff des steady state führen, unklar und es ist zu fragen, ob nicht so die Unsicherheitsfaktoren bei einer Belastungsprüfung vergrößert werden.
Unter dem Begriff der *»vita maxima«* wird nach BRAUER und KNIPPING die größtmögliche Steigerung des Stoffwechselumsatzes verstanden. Sie ist die höchste energetische Entfaltung überhaupt, die im allgemeinen unter härtester körperlicher Belastung möglich ist und praktisch auch nur unter dieser Bedingung geprüft werden kann. Die Arbeit muß derart sein, daß möglichst viele Muskelgruppen zugleich dynamisch belastet sind. Aus diesem Grunde

bevorzugt die Knippingsche Schule *Drehkurbelarbeit,* bei der Arme, Beine und Bauchmuskulatur gleichzeitig in vollem Umfang beansprucht werden und auch die gesamte Beinmuskulatur belastet wird. Da bei dieser Arbeitsform die Bestimmung mehrerer Funktionsgrößen schwierig ist, ist man jetzt mehr und mehr auf Ergometerarbeit in *sitzender* Stellung übergegangen. Dabei wird die Watt- und mkg-Leistung minütlich oder in anderen Zeitabständen erhöht und bis zur Erschöpfungsgrenze gesteigert. Es sind jetzt Ergometer im Handel, die eigene Programmierungszusätze haben, mit denen die Steigerung der Wattleistung automatisch vorgenommen werden kann (z. B. Ergometertyp 499 der Firma *Dargatz,* Hamburg).

Auch Laufbandergometerarbeit mit Verstellung des Neigungswinkels und der Schrittgeschwindigkeit erfüllt die Voraussetzungen zur vita maxima-Bestimmung.

C. Die Sauerstoffaufnahme

Das Sauerstoffaufnahmevermögen ist die entscheidende Meßgröße der spiroergometrischen Untersuchungsverfahren, die Höhe der Sauerstoffaufnahme steht in einer direkt proportionalen Beziehung zur körperlichen Leistungsfähigkeit.

Im folgenden sollen die physiologischen Grundlagen der Bestimmung der Sauerstoffaufnahme besprochen, ihr klinischer Anwendungsbereich dargestellt, die Bedeutung der Bestimmung der Sauerstoffaufnahme für die Beurteilung der Leistungsfähigkeit und insbesondere des Funktionszustandes von Kreislauf und Atmung dargelegt werden. Der entscheidende Akzent liegt dabei in der Darstellung der Faktoren, die für die klinische Funktionsdiagnostik wichtig sind.

Physiologische Grundlagen

Alle Gewebe des Körpers benötigen für ihre Tätigkeit Sauerstoff. Vollkommen abhängig von oxydativen Prozessen sind Herz und Gehirn, sobald die Sauerstoffzufuhr den Bedürfnissen und Forderungen dieser Organe nicht mehr genügt, können sie keine Arbeit mehr leisten. Andere Organe können dagegen auch dann noch Arbeit leisten, wenn ihre Sauerstoffaufnahme begrenzt ist. Sie können nämlich eine erhöhte Arbeitsleistung durch die Erschließung von anaerobischen Energiequellen absolvieren. So kann der Organismus in besonderen Notfällen, die mehr Energie erfordern als durch oxydative Prozesse herbeigeschafft werden kann, begegnen. Der anaerobe Stoffwechsel kann jedoch oxydative Prozesse nicht ersetzen, sondern letztere lediglich »aufschieben«, denn die durch den anaerobischen Stoffwechsel entstandenen Säureprodukte müssen wieder entfernt und soweit wie möglich als oxydative Energie freigesetzt werden. Der Organismus muß während der Arbeit eine *Sauerstoff-schuld* (Synonym Oxygendebt) eingehen, die in der Erholungsphase wieder ausgeglichen werden muß. Man kann diese Sauerstoffschuld durch Messungen des Sauerstoffmehrverbrauchs gegenüber dem Ruhekonsum in der Erholungsphase erhalten.

Arbeitet z. B. ein Mensch in einem Tempo, das normalerweise 4 Ltr. O_2 pro Min. erfordert, er aber andererseits nur 3 Ltr. aufnehmen kann, so entsteht ein O_2-Debt von 1 Ltr. in jeder Arbeitsminute. In der Erholungszeit wird er dann so lange vermehrt Sauerstoff aufnehmen müssen, bis das Debt wieder ausgeglichen ist.

Der *Sauerstoffbedarf* für eine bestimmte Leistung setzt sich aus dem Bedarf in der Arbeits- und Erholungsphase zusammen. Dieser Bedarf ist unterschiedlich. So kann bei geringer Arbeitsanforderung der Sauerstoffbedarf vom Organismus allein bewältigt werden, bei schwerer Arbeitsleistung bleibt dagegen eine Sauerstoffschuld zurück, die in der Erholungsphase wieder getilgt werden muß.

Im einzelnen ist der Sauerstoffbedarf von folgenden Faktoren abhängig:
1. Schwere der Arbeitsleistung,
2. Arbeitsdauer,
3. Arbeitsgeschwindigkeit,
4. Arbeitsökonomie,
5. äußere Bedingungen wie Temperatur, Luftfeuchtigkeit etc.

Die Beziehungen zwischen der Schwere der Arbeitsleistung und dem Sauerstoffverbrauch und -bedarf wurden bereits besprochen. Der Sauerstoffverbrauch ist um so größer, je schwerer die Arbeit ist. Innerhalb gewisser Grenzen ist weiterhin der Sauerstoffbedarf direkt proportional zur Länge der Arbeit. Bei zu hoher Arbeitsintensität oder zu langer Arbeitsdauer kommt es schließlich zur Ermüdung und Erschöpfung. Der Sauerstoffbedarf ist dabei so gestiegen, daß er vom Organismus nicht ohne Eingehen einer Sauerstoffschuld gedeckt werden kann.

Für viele Arbeitsformen besteht eine optimale Geschwindigkeit, bei der der O_2-Bedarf relativ gering ist. Wird dagegen die Arbeitsleistung im schnelleren oder langsameren Tempo durchgeführt, sinkt der Wirkungsgrad und der O_2-Bedarf steigt. So besteht eine direkte Beziehung zwischen dem O_2-Bedarf und der Geschwindigkeit beim Gehen oder Laufen.

Der trainierte Muskel benötigt weniger Sauerstoff als der untrainierte. Die Arbeitskapazität wird schließlich durch ungünstige äußere Faktoren, insbesondere durch hohe Temperatur und Luftfeuchtigkeit, beeinflußt.

Begrenzende Faktoren für eine Arbeitsleistung sind einmal die maximale Sauerstoffaufnahmefähigkeit und die Sauerstoffschuld, die der Organismus eingehen kann. Beide Größen sind individuell unterschiedlich und vom Leistungsvermögen der Untersuchungsperson abhängig. Dabei lassen sich die Grenzen der Leistungsfähigkeit aus Laboratoriumsergebnissen ableiten und voraussagen.

Hat z. B. ein durchtrainierter Athlet eine maximale Sauerstoffaufnahmefähigkeit von 4 Ltr. pro Minute und die Fähigkeit, eine Sauerstoffschuld von 15 Ltr. einzugehen, und wird von ihm ein Lauf mit einer Geschwindigkeit gefordert, die etwa 5 Ltr. pro Minute ausmacht, so muß er aus der ihm zur Verfügung stehenden Sauerstoffschuldmenge 1 Ltr. pro Minute herausholen.
Er kann daher die von ihm geforderte Leistung nur 15 Minuten lang durchhalten. Wäre die Laufgeschwindigkeit bis zur Verdoppelung des Sauerstoffbedarfs erhöht, kann der Überschuß des Sauerstoffbedarfs über das Sauerstoffaufnahmevermögen nur 6 Ltr. pro Minute (10–4) betragen; die Erschöpfung würde nach 15 : 6 Minuten = 2,5 Minuten eintreten.
Es erhöht sich also der Sauerstoffbedarf beim Laufen mit dem Quadrat der Geschwindigkeit.
Bei einem Schnellauf ist in 50–55 Sekunden die zur Verfügung stehende Sauerstoffschuld aufgebraucht.
Während die Faktoren, welche die O_2-Aufnahme einschränken, bekannt sind, sind die Faktoren, welche die oberen Grenzen des O_2-Debtes setzen, noch nicht genügend abgeklärt. Man weiß z. B. nur, daß bei einem isolierten, elektrisch angeregten Froschmuskel die Zusammenziehung dann aufhört, wenn die Milchsäurekonzentration auf ca. 300 mg pro 100 Gramm Muskel gestiegen ist. Es ist anzunehmen, daß die Anhäufung der Milchsäure auch die Grenzen der Muskeltätigkeit im Menschen bestimmt, da ein Ansteigen der Milchsäurekonzentration des Blutes von ca. 200 mg pro 100 ml Blut gewöhnlich mit Erschöpfung verbunden ist.

Das *maximale Sauerstoffaufnahmevermögen* muß als *Maß der Leistungsfähigkeit* angesehen werden.
Nach HERBST sind es vier verschiedene Faktoren, die die maximale Sauerstoffaufnahmefähigkeit eines Menschen beschränken.
Neben der maximalen Größe der Lungenventilation, der respiratorischen Oberfläche der Lunge, der oxydativen Prozesse im Gesamtorganismus, ist der bestimmende Faktor vor allem die maximale Größe des Minutenvolumens des Herzens. Darüber hinaus wird das Sauerstoffaufnahmevermögen auch noch von der Utilisation des Blutes und damit von der Größe der arteriovenösen Differenz bestimmt (KNIPPING, ZAEPER).
Die erhaltenen Höchstwerte der Sauerstoffaufnahme sind im wesentlichen vom Lebensalter, vom Geschlecht, Trainingszustand und Konstitutionstyp, der Kreislauf- und Atemregulation sowie vom Zustand des Herzens und der Lunge abhängig.

Das maximale Sauerstoffaufnahmevermögen beim Gesunden

Die maximale Sauerstoffaufnahme bewegt sich beim Gesunden in relativ weiten Grenzen entsprechend der Leistungsfähigkeit. Je leistungsfähiger ein Mensch ist, um so höher liegt der maximale Sauerstoffaufnahmewert. Einzelwerte der maximalen Sauerstoffaufnahme nach eigenen Untersuchungen sind in Tab. 12 bei besonders leistungsfähigen Sportlern angegeben. Die von uns ermittelten Höchstwerte bewegen sich bis zu Sauerstoffaufnahmewerten von 4870 ml, der höchste maximale Sauerstoffaufnahmewert, der im Schrifttum beschrieben wurde, liegt bei einem Wert von 5500 ml. Im Durchschnitt liegt die maximale Sauerstoffaufnahme bei Werten von 2500—3500 ml.

Mittelwerte einzelner Altersklassen sind nach Angaben von VALENTIN, VENRATH, VON MALLINCKRODT und GÜRAKAR in Tab. 11 aufgeführt. Aus den Angaben dieser Autoren geht hervor, daß die Mittelwerte bei 12- bis13jährigen

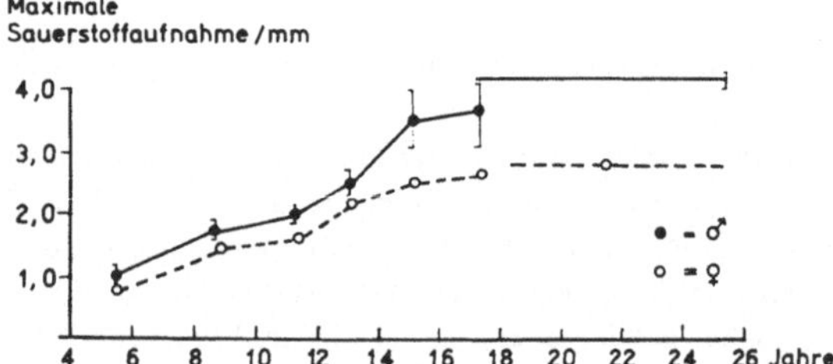

Abb. 33   *Mittelwerte der maximalen Sauerstoffaufnahme für verschiedene Altersgruppen nach Åstrand: Experimental studies of physical working capacity in relation to sex and age*

Schülern bei Werten um 1800 ml zu liegen kommen, im Alter von 20- bis 40jährigen sich um Werte von 3000 ml bewegen und mit zunehmendem Lebensalter wieder abnehmen.

Angaben über die maximale Sauerstoffaufnahme bei Frauen finden sich im Schrifttum nur spärlich; im allgemeinen herrscht die Auffassung vor, daß die Höchstwerte der Sauerstoffaufnahme durchschnittlich um 420—500 ml unter den Werten von Männern gleicher Altersklasse liegen. KELP hat jedoch eine größere Streubreite gefunden. Nach seinen Angaben bewegen sich die maximalen Sauerstoffaufnahmewerte bei Frauen im Alter von 18 bis 36 Jahren um Werte von 1400 ml, der Streubereich liegt mit Werten von 1040—1910 ml in weiteren Grenzen als beim Manne, entsprechend der größeren unterschiedlichen körperlichen Leistungsfähigkeit. Die Bestimmung des maximalen Sauerstoffaufnahmevermögens wird vorzugsweise bei Gesunden, insbesondere bei Sportlern, angewandt, um Hinweise auf das maximale Leistungsvermögen zu erhalten. Die Methode hat weiterhin ihre Bedeutung in der *Arbeitsmedizin* und bei *Fragen der Begutachtung.*

Tabelle 11

Die Mittelwerte der maximalen Sauerstoffaufnahme in den einzelnen Altersstufen
bei Normalpersonen und der statistisch gesicherte Streubereich
nach
VALENTIN, VENRATH, v. MALLINCKRODT, GÜRAKAR

Anzahl der Untersuchungen	Altersklassen Jahre	Maximale O_2-Aufnahme Mittelwert ccm	30 M ccm	Arbeits-Atem-Min.-Volumen Mittelwert Liter	30 M Liter
30	12 und 13	1860	± 200	53	± 8,3
30	14 und 15	2450	± 260	73	± 12,0
30	16 und 17	2680	± 200	89	± 14,5
30	18 und 19	3020		111	± 12,0
50	20 bis 40	3020	± 180	108	± 11,3
30	40 bis 50	2630	± 280	99	± 14,9
30	50 bis 60	2140	± 310	91	± 15,2
30	60 bis 70	1850	± 340	84	± 17,2
30	70 bis 80	1600	± 410	79	± 17,4

Tabelle 12

Maximales Sauerstoffaufnahmevermögen und Atemvolumina einiger
Hochleistungssportler

Name	Sportart	Watt	O_2-Aufn. ml	AMV Liter
L. G.	Weltmeister 100 km Radrennfahren	420	4870	123
L. H.	Berufsradrennfahrer	390	4740	137
B. F.	Langstreckler	450	4560	140
Sch. W.	Langstreckler	450	4520	145
D. G.	Radrennfahrer	390	4440	130
P. G.	Weltrekordler 5000 m	450	4350	145
Sch. H.	Radrennfahrer	420	4330	135
R. M.	Weltrekord über 800 m	450	4280	156
L. F.	Radrennfahrer	420	4200	135
W. B.	Radrennfahrer	390	4200	145
E. B.	Radrennfahrer	450	4160	104
E. B.	Radrennfahrer	390	4100	122
F. B.	Radrennfahrer	330	4100	126
H. S.	Radrennfahrer	450	4070	127
F. v. C.	Rennruderer	360	3960	135
J. H.	Radrennfahrer	350	3900	118

Die maximale Sauerstoffaufnahme unter pathologischen Bedingungen

Das maximale Sauerstoffaufnahmevermögen ist bei Patienten mit funktionellen und insbesondere organischen Erkrankungen des Herzens und der Lunge herabgesetzt. Untersuchungen des Kölner Arbeitskreises um KNIPPING haben eindeutig ergeben, daß die ergospirographische Austestung von Patienten mit den verschiedensten kardiopulmonalen Krankheiten je nach Schweregrad und Trainingszustand eine mehr oder minder ausgeprägte Reduzierung des maximalen Sauerstoffaufnahmevermögens bewirkt. Dabei konnten empirisch folgende Feststellungen getroffen werden. Bei Sauerstoffaufnahmewerten unter 2000 ml pro Min. ist ein Proband im allgemeinen für schwere körperliche Arbeit nicht mehr geeignet. Eine maximale Sauerstoffaufnahme von mindestens 1400—1600 ml pro Min. ist notwendig, um das tägliche Leben beschwerdefrei meistern zu können. Ein erhöhtes Operationsrisiko von seiten des Herz-Kreislauf-Systems besteht bei großchirurgischen Eingriffen, insbesondere in höherem Alter, wenn das maximale Sauerstoffaufnahmevermögen nur noch 1000 ml pro Min. oder weniger beträgt (HOFFMANN; VALENTIN).

Die praktische Bedeutung der Methode liegt darin, daß man einen für den weiteren Verlauf und die eventuelle weitere Behandlung entscheidenden Einblick in die Leistungsfähigkeit von Herz und Kreislauf erhält und in der Lage ist, den funktionellen Zustand meßbar zu erfassen.

Bei Personen mit respiratorischer Insuffizienz wird die maximale Sauerstoffaufnahme bei Luftatmung, vor Erreichen des maximalen Herzminutenvolumens, durch die Einschränkung im Bereich der Lungenfunktion begrenzt. Wenn man bei solchen Probanden von Luft- auf Sauerstoffatmung übergeht, so nimmt der Sauerstoffverbrauch zu, um auch dann einen Höchstwert, der nach KNIPPING und ZIMMERMANN, HERMANSEN und BORGARD durch das Herzminutenvolumen begrenzt ist, zu erreichen. Bei Anämien sinkt die maximale Sauerstoffaufnahme im Vergleich zum Normalen, während ein Kranker mit einer Polyglobulie ein größeres maximales Sauerstoffaufnahmevermögen besitzt als andere Personen mit demselben maximalen Herzminutenvolumen, aber normalem Hämoglobingehalt.

Bei Patienten mit organischem Herz- oder Lungenbefund ist die Methode der maximalen Sauerstoffaufnahmebestimmung nicht ganz ungefährlich, da sie zu starker körperlicher Belastung und damit zu einer möglichen Schädigung führen kann. Aus diesem Grund sollte man der Bestimmung der Sauerstoffaufnahme unter steady state-Bedingungen den Vorzug geben.

Die Sauerstoffaufnahme unter steady state-Bedingungen

Läßt man einen Menschen eine festgelegte Zeit von mehreren Minuten eine Wattleistung mittleren Schweregrades verrichten und registriert dabei seine

Sauerstoffaufnahmefähigkeit, werden nach einigen Minuten konstante Werte erreicht, die als steady state-Werte bezeichnet werden. Mittelwerte der Sauerstoffaufnahme, die unter steady state-Bedingungen auf verschiedenen Wattstufen gewonnen wurden, sind in Tab. 13, S. 152 wiedergegeben. Man ersieht aus ihr, daß die Arbeitsform sich unterschiedlich auf die Höhe der Sauerstoffaufnahme auswirkt. So liegen alle mit Handkurbelergometerarbeit gewonnenen Werte höher als die mit Beinarbeit gewonnenen. Auch der angewandte Ergometertyp kann von Bedeutung sein; so liegen die am Wirbelstromergometer gewonnenen Einzel- und Mittelwerte höher als die am Dynamoergometer ermittelten. Weiter übt die angewandte Tourenzahl einen unterschiedlichen Einfluß auf die Höhe der Sauerstoffaufnahme aus, wie auch die Kurbellänge bei Handkurbelarbeit zu berücksichtigen ist.

Infolge dieser vielen Faktoren ist heute praktisch jedes Laboratorium auf die Gewinnung eigener Normalwerte angewiesen; eine Standardisierung der Untersuchungsmethodik wie auch der apparativen Ausrüstung ist dringend anzustreben. Aus Tab. 13 und der Abbildung 34, in der Einzelwerte der Sauerstoffaufnahme auf verschiedenen Wattstufen wiedergegeben sind, ist ferner zu entnehmen, daß die Streubreite sich in relativ weiteren Grenzen bewegt.

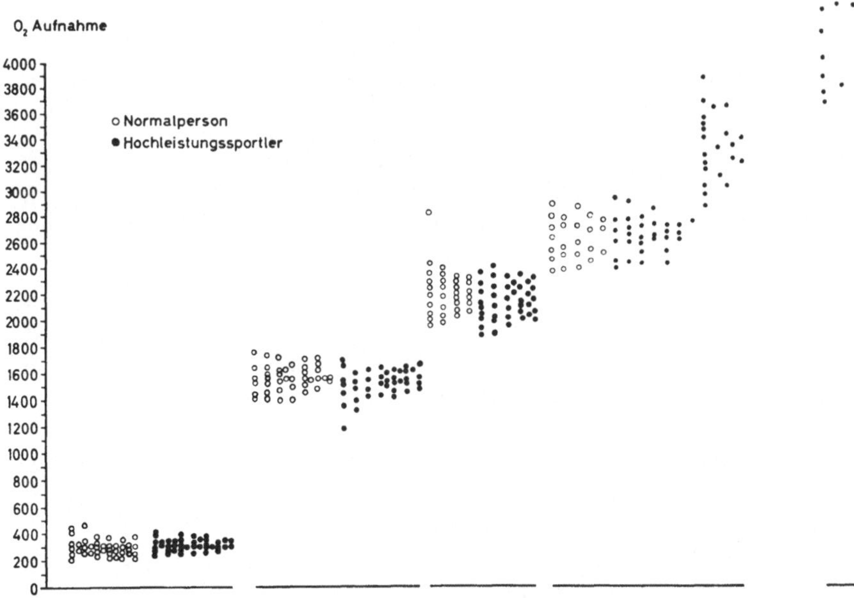

Abb. 34 *Sauerstoffaufnahmeeinzelwerte bei Probanden mit normaler Leistungsbreite und Hochleistungssportlern in Ruhe und während Belastung*

Das bedeutet, daß ein Einzelwert erst dann als auffällig zu beurteilen ist, wenn er aus dem Rahmen des Streubereiches herausfällt. Auf niedrigen Wattstufen, z. B. 30, 50 oder 60 Watt, werden bei Menschen durchschnittlicher Leistungsbreite aus der allgemeinen Bestimmung der Sauerstoffaufnahme keine wesentlichen Unterschiede abzuleiten sein. Man muß dann die Wattleistung erhöhen und stufenweise so lange den Probanden belasten, bis sich Unterschiede im Sauerstoffaufnahmevermögen ergeben. Um eine Vorstellung über die Höhe der Sauerstoffaufnahme unter maximalen steady state-Bedingungen zu vermitteln, sind in Tab. 14, S. 153 Sauerstoffaufnahmewerte bei Menschen unterschiedlicher Leistungsbreite angeführt. Die Tabelle läßt erkennen, daß sich starke individuelle Unterschiede bezüglich des Sauerstoffaufnahmevermögens ergeben. Interessant erscheint die Beobachtung, daß schon in der Kindheit eine relativ große Sauerstoffaufnahmefähigkeit nachweisbar sein kann; bei Knaben in der Pubertät und Postpubertät konnten Sauerstoffaufnahmewerte ermittelt werden, die oft denen trainierter Sportsleute entsprechen. Die *Potenzen* des jugendlichen Organismus sind außerordentlich groß.

Interessant sind weiterhin Vergleiche über die Höhe der Sauerstoffaufnahme bei Kindern, Frauen, trainierten Sportsleuten, Männern unterschiedlichen Alters. Während bei diesen Personengruppen erhebliche Abweichungen, beispielsweise in der Höhe der Pulsfrequenz bestehen, liegen die Sauerstoffaufnahmewerte auf niedrigen Wattstufen (50—75 Watt) in annähernd gleicher Größenordnung.
Wichtig erscheinen in diesem Zusammenhang noch einige Angaben über die Streubreite der Sauerstoffaufnahme im steady state. Sie schwankt beim gleichen Menschen bei mehrfacher Kontrolle mit einer individuellen Streuung von ± 10%. Es ist daher nicht notwendig, zur Erzielung brauchbarer, vergleichbarer Ergebnisse mehrere Bestimmungen durchzuführen in der Annahme, daß psychische oder Gewöhnungsmomente zu berücksichtigen sind. Man gelangt schon mit einer Untersuchung zu verwertbaren Resultaten.

Je mehr ein Herz *funktionell* oder *organisch* beeinträchtigt wird, desto mehr sind in entsprechenden Arbeitsstufen die steady state-Werte der Sauerstoffaufnahme reduziert. Bei irgendeiner Arbeitsintensität kommt der Punkt, an dem der Sauerstoffverbrauch als Ausdruck einer verminderten Herzleistung die Werte eines Normalen unter gleicher Belastung nicht erreicht. Man sieht eine Verminderung des Sauerstoffvermögens bei Herz- und Lungenkranken, die Verminderung ist um so ausgeprägter, je stärker die Gesamtkreislaufleistung eingeschränkt ist. Allerdings lassen sich aus der Verminderung des Sauerstoffaufnahmevermögens keine diagnostischen Rückschlüsse ziehen, sondern man erhält lediglich einen meßbaren Wert für die Einschränkung der Leistungsbreite. Schließlich ist zu berücksichtigen, daß eine reduzierte Trainingslage, z. B. nach langer Bettruhe, zu einer Einschränkung des Sauerstoff-

aufnahmevermögens in gleicher Weise führen kann wie ein organischer Herz-
oder Lungenbefund.

Die Bestimmung der *Anlaufzeit* bis zum Erreichen von steady state-Werten
kann gleichfalls zur Festlegung der Leistungsbreite herangezogen werden. Die
Anlaufzeit ist je nach Krankheitsgrad bei organisch Herz- und Lungenkranken,
wie auch beim Leistungsschwachen, verzögert. Schwierig ist nur ihre Bestimmung, da der Übergang von Ruhebedingungen zur körperlichen Arbeit eine
Verschiebung der Atemmittellage mit sich bringt und dadurch eine Bestim-

Abb. 35 *Schematische Darstellung der normalen und pathologischen O₂-Aufnahme unter ansteigender Belastung (nach Landen)*

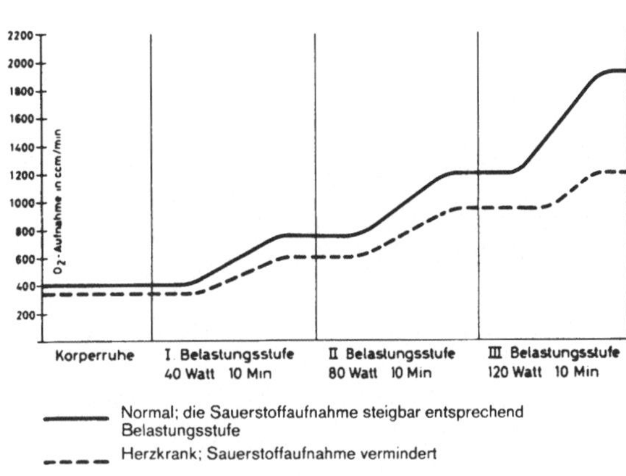

mung der Sauerstoffaufnahmewerte in der Anlaufzeit erschwert. Die Beein-
flussung durch Wirkungsgradschwankungen läßt sich durch Bildung eines sog.
Herzleistungskoeffizienten ausschalten. Der Sauerstoffverbrauch in 10minü-
tiger Arbeitszeit bei kleiner Belastungsstufe wird dabei zum Sauerstoffverbrauch in der Erholungszeit gesetzt und entsprechende Quotienten gebildet.
Im allgemeinen wird in der klinischen Praxis die Bestimmung der Sauerstoffaufnahme in der Anlaufzeit wie unter stufenweiser Belastung als isolierte
Funktionsprüfung nicht mehr verwandt, sondern durch die Bestimmung des
spirographischen Defizits ersetzt.

Das spirographische Defizit

Unter einem spirographischen Sauerstoffdefizit versteht man die Sauerstoff-
mehraufnahme je Min. nach Umschaltung von Luft- auf Sauerstoffatmung in
Ruhe oder bei Arbeit in steady state auf einer bestimmten Wattstufe. Die
Differenz in der Sauerstoffaufnahme je Min. kann dann als Defizit gewertet

werden, wenn sie größer ist als die individuelle Schwankung unter Luft-atmung. Nach KNIPPING werden Differenzen in Ruhe über 40 ml/Min. und bei Arbeit über 100 ml/Min. als spirographisches Defizit bezeichnet. Das spiro-graphische O_2-Defizit ist ein Integralwert der Hypoxie, d. h. es zeigt diejenige Sauerstoffmenge an, die der Organismus bei Sauerstoffatmung ergänzend auf-nimmt. Die Größe ist objektiv erfaßbar und frei von subjektiven Einflüssen durch die Mitarbeit des Probanden.

Tabelle 13

Arithmetische Mittelwerte und die statistisch gesicherte Streubreite der Sauerstoff-aufnahme und der Arbeitsatmung bei verschiedener Belastungsstufe

Arbeitsform	O_2-Aufnahme in ml		Arbeitsatmung in Liter	
Tretkurbelarbeit nach Anthony-Venrath				
30 Watt	600	± 120	15	± 2,6
60 Watt	880	± 180	20	± 3,2
90 Watt	1160	± 180	25	± 3,7
120 Watt	1420	± 200	30	± 4,2
150 Watt	1700	± 190	35	± 5,2
Drehkurbelarbeit nach Anthony-Venrath				
30 Watt	1000	± 200	20	± 5
60 Watt	1400	± 200	30	± 10
90 Watt	1800	± 200	45	± 10
120 Watt	2200	± 200	60	± 10
150 Watt	2600	± 200	75	± 10
Ergometerarbeit im Liegen				
Tourenzahl 30 Umdrehungen pro Minute				
nach Kirchhoff, Reindell, Gebauer				
50 Watt	877	± 71	17,5	± 2,0
100 Watt	1438	± 109	30,3	± 3,5
150 Watt	2043	± 230	44,0	± 5,9
Tourenzahl 60 Umdrehungen pro Minute				
100 Watt	1554	± 99	30,3	± 3,0
150 Watt	2123	± 147	46,0	± 5,2
200 Watt	2612	± 195	65,6	± 6,4

Tabelle 14

Maximale Sauerstoffaufnahmewerte und Atemminutenvolumina im steady state
bei gesunden Menschen unterschiedlicher Leistungsbreite

Name	Beruf	Watt	O_2-Aufnahme ml	AMV_L
T. G.	Schüler, 12 Jahre	100	1450	37
H. Sch.	Schüler, 14 Jahre	125	1600	41
W. G.	Schüler, 16 Jahre	150	1950	48
H. R.	Student, 20 Jahre	150	2100	46
D. J.	Student, 22 Jahre	200	2630	71
R. G.	Offizier, 26 Jahre	200	2700	70
W. B.	Dtsch. Meister 1500 m	300	4360	138
W. K.	Dtsch. Waldlaufmeister	300	4260	139
W. Sch.	Langstreckenläufer	300	4140	120
W. R.	Langstreckenläufer	300	4100	108
G. D.	Berufsradrennfahrer	300	4040	98
H. S.	Berufsradrennfahrer	300	3840	124
B. H.	Berufsradrennfahrer	300	3800	104
H. Sch.	Berufsradrennfahrer	250	3800	90
L. F.	Berufsradrennfahrer	300	3720	96
W. H.	Mittelstreckler	250	3760	93
H. L.	Dtsch. Meister 5000 m	250	3700	102
W. B.	Berufsradrennfahrer	300	3620	125
F. R.	Berufsradrennfahrer	300	3620	116
H. P.	Kurzstreckler	250	3600	102
H. J.	Berufsradrennfahrer	300	3580	94
M. D.	Zehnkämpfer	275	3500	95
L. G.	Weltmeister 100 km Radfahren	300	3460	112
N. M.	Berufsradrennfahrer	300	3420	103
H. M.	Ski-Langlaufmeister	300	3400	75
W. Z.	Berufsradrennfahrer	280	3360	86

Technisch wird dabei so vorgegangen, daß in einem Spirometer ein 40%iges Sauer-
stoffgemisch hergestellt und bei vorliegendem Verdacht auf dieses Gemisch um-
geschaltet wird.

Neben diesem absoluten O_2-Defizit, das sich somit genau quantitativ festlegen läßt, kann man ein sog. *kaschiertes Defizit* abgrenzen. Man versteht
darunter eine Atemberuhigung, insbesondere eine Senkung des Atemminu-

tenvolumens beim Übergang von Luft- auf Sauerstoffatmung im steady state einer Belastung. Die Bezeichnung »kaschiertes Defizit« besagt, daß die Beruhigung der Atmung unter Sauerstoff eine Mehraufnahme von Sauerstoff, wie sie sich bei gleichbleibend hohem Atemminutenvolumen zeigen könnte, kaschiert hat. Die Beruhigung der Atmung führt bei unveränderter oder erhöhter Sauerstoffaufnahme zu einer Senkung des Atemäquivalentes, einer zwangsläufigen Folge der Atemberuhigung.

Wenn auch über die Ursachen, die zum Auftreten eines spirographischen Defizits führen, keine Abklärung besteht, so hat sich doch empirisch zeigen lassen, daß der Nachweis eines spirographischen Sauerstoffdefizits auf einer

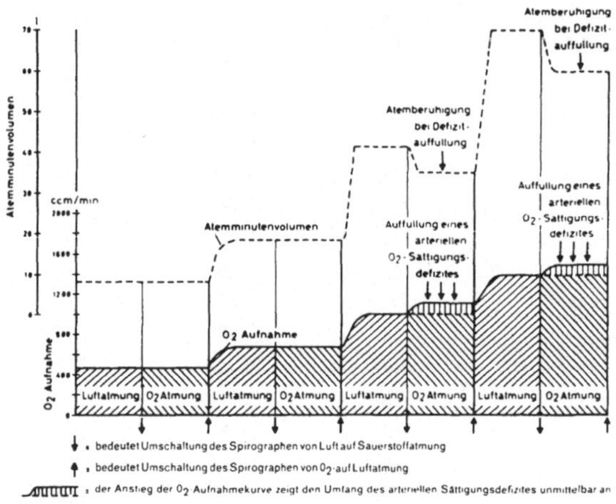

Abb. 36 *Prüfung auf respiratorische Arbeits- insuffizienz (nach Landen)*

bestimmten Wattstufe für die Festlegung der Leistungsbreite herangezogen werden kann. Untersucht man die Sauerstoffaufnahmefähigkeit eines Menschen bei einem 21%igen und 40%igen Sauerstoffgehalt, so stellt man fest, daß bei einem gesunden Menschen mittlerer Leistungsbreite eine Mehraufnahme an Sauerstoff, also ein spirographisches Defizit, bei Wattstufen von 150–200 nachweisbar ist. Bei ausgesprochenen Hochleistungssportlern ist ein spirographisches Defizit sogar erst auf höheren Wattstufen, 220–300 Watt, erkennbar.

Demgegenüber zeigt der Leistungsschwache und insbesondere der Patient mit einer organischen Herz- oder Lungenerkrankung ein spirographisches Defizit auf wesentlich niedrigen Wattstufen.

Die Knippingsche Schule geht sogar so weit, den Nachweis eines spirographischen Defizits bei Wattstufen von 50, 60 oder 70 Watt zur Grundlage der Festsetzung des Grades einer Erwerbsminderung zu machen. Ob diese Folgerung ohne weiteres möglich ist, erscheint fraglich; denn es wurde bereits festgestellt, daß der Nachweis eines Defizits auf niedrigen Wattstufen nicht allein bei organischen Erkrankungen von Herz und Lunge, sondern auch bei schweren Regulationsstörungen, bei einem ausgesprochenen Trainingsmangel, z. B. nach langer Bettruhe, gefunden werden kann.

Man kann also den Nachweis eines spirographischen Defizits auf niedrigen Wattstufen nicht zum Kriterium der Herz- oder Lungenkranken machen, sondern kann lediglich sein Auftreten zum Leistungsstand in Beziehung setzen. Daß das Leistungsvermögen bei einem Patienten mit einem Herzfehler oder einem Lungenleiden herabgesetzt ist, ist selbstverständlich, in dieser Hinsicht sind Beziehungen zum Grad der Berufsbeeinträchtigung gegeben. Es muß also auch bei Vornahme einer derartigen Funktionsuntersuchung das erhaltene Ergebnis zum klinischen Bild in Beziehung gesetzt werden. Unter Berücksichtigung der klinischen Befunde können mit Hilfe der Bestimmung des spirographischen Defizits sogar bei der *Links-* und *Rechtsinsuffizienz* des Herzens ergospirometrisch charakteristische Veränderungen nachgewiesen werden. So findet sich bei der *Linksinsuffizienz* im Arbeitsversuch eine überhöhte Arbeitsatmung, die sich unter Sauerstoffatmung zunächst beruhigt, also zu einem kaschierten Defizit führt. Bei stärkerem Ausprägungsgrad kommt es infolge weiterer Zunahme von Stauungen im Einflußgebiet des linken Herzens zu einem echten spirographischen Defizit.

Die *Rechtsinsuffizienz* zeigt mit Überschreiten der Suffizienzgrenze eine überhöhte Arbeitsatmung durch periphere Azidose infolge Stauung vor dem rechten Herzen. Außerdem nimmt der Atemgrenzwert unter Belastung ab. Diese Abnahme scheint reflektorisch ausgelöst zu sein.

Spirographisch führt also die primär kardiale Rechtsinsuffizienz sekundär zu einer respiratorischen Insuffizienz durch Einengung der Atemreserven bei erhöhter Arbeitsatmung. Die Leistungsgrenze ist wieder gesetzt durch ein »spirographisches O_2-Defizit«, aber unter anderen Voraussetzungen und charakterisierbaren Begleitumständen.

Die *Doppelinsuffizienz* zeigt dagegen andere Veränderungen. Pathophysiologisch ist das Herz nur beschränkt oder überhaupt nicht in der Lage, einen Staudruck, der den insuffizienten Ventrikel zu einer Herzminutenvolumensteigerung befähigen könnte, aufzubauen, da beide Ventrikel leistungsgemindert sind. Ist das Maximum des Herzminutenvolumens erreicht, so steigt die Sauerstoffaufnahme bei steigender Belastung nicht weiter an. Im Diagramm dargestellt, knickt die normalerweise mit steigender Belastung linear ansteigende O_2-Aufnahme ab. Sie wird durch Sauerstoffatmung nicht beeinflußt, ebenfalls nicht das überhöhte Arbeitsatemminutenvolumen (VENRATH). Zusammengefaßt kann der Nachweis eines spirographischen Defizits auf einer bestimmten Wattstufe helfen, den Leistungsgrad des Prüflings empirisch festzulegen, seine Bestimmung und sein Nachweis ist methodisch einfacher als die Bestimmung der Sauerstoffaufnahme auf den einzelnen Wattstufen. Man muß sich allerdings über die Grenzen der Untersuchungsmethode klar sein, denn ein spirographisches Sauerstoffdefizit setzt wohl eine arterielle Sauerstoffuntersättigung voraus, sagt jedoch nichts über deren Größe aus. ROSSIER konnte in vergleichenden spirographischen Untersuchungen und Blutgasanalysen keine festen Beziehungen zwischen einem Sauerstoffmehrverbrauch unter Sauerstoffatmung und einem arteriellen Sauerstoffdefizit nachweisen.

Die Bestimmung der Sauerstoffschuld

Der Energieumsatz schnellt mit Arbeitsbeginn nicht sofort hoch, sondern steigt nur allmählich von seinem Ruheniveau aus an und erreicht erst nach einiger Zeit die Höhe, die der geleisteten Arbeit entspricht. Dieses eigentümliche zeitliche Verhalten gründet sich auf die Trennung der chemischen Muskelprozesse in anaerobe und oxydative Umsetzungen. Der bei einer Arbeitsleistung geforderte Sauerstoffverbrauch steigt nur allmählich an und erreicht erst nach einiger Zeit die der Arbeitsgröße entsprechende Höhe. Es bleibt von Beginn der Arbeit an eine *Sauerstoffschuld* zurück, die mit Ende der Arbeit in der Erholungsphase wieder abgetragen wird, wobei in dieser der Sauerstoffverbrauch in logarithmischer Kurve zum Ausgang zurückkehrt. Die sog. maximale Sauerstoffschuld läßt dann keine weitere Arbeitsleistung zu, wenn keine Sauerstoffzufuhr mehr erfolgen kann. Sie ist jedoch bei den einzelnen Menschen verschieden und maßgebend für die körperliche Leistungsfähigkeit. Bestimmt man z. B. die Sauerstoffschuld in der Erholungsphase nach einer definierten Wattleistung bzw. konstanten Arbeitsverrichtung, wie es NYLIN vorschlägt, läßt sich aus der Größe der Sauerstoffschuld, die sich aus den Sauerstoffaufnahmewerten in der Erholungsphase bestimmen läßt, ableiten, wie die Leistungsfähigkeit einzuschätzen ist. Man benötigt für die Bestimmung der relativen Sauerstoffschuld lediglich ein Spirometer, um die Sauerstoffaufnahme in der Erholungsphase zu messen. Die Durchführung der Belastung ist dabei variabel, man kann, wie NYLIN, eine Rundtreppe in bestimmter Zeit überschreiten lassen, die Arbeit an einem Laufband oder Ergometer in bestimmter Zeiteinheit durchführen. Besonders nützlich ist die Bestimmung der relativen Sauerstoffschuld, z. B. um medikamentöse Einflüsse, Einwirkungen der Bewegungstherapie zu erfassen bzw. aus dem Vergleich mehrerer Untersuchungen Rückschlüsse auf die Leistungsfähigkeit zu ziehen.

Bestimmung der O₂-Sättigung mit Hilfe der unblutigen Oxymetrie

In jüngster Zeit sind Versuche unternommen worden, um die etwas umständliche und vor allem apparativ kostspielige Bestimmung der Sauerstoffaufnahme durch die Bestimmung der peripheren Sauerstoffsättigung mit Hilfe der unblutigen Oxymetrie zu ersetzen.

Neben der geringeren kostenmäßigen Anschaffung für die Apparatur ist außerdem der Vorteil gegeben, daß der Proband weder durch Maske bzw. Mundstücke behindert ist, sondern frei atmen kann.

Zur Bestimmung der peripheren Sauerstoffsättigung benutzt man ein geeignetes Oxymeter, z. B. das »Atlas-Doppeloxymeter« bzw. das Oxymeter nach WOOD.

Nach Einreiben des Ohres mit einer durchblutungssteigernden Salbe kann die Ohreinheit angelegt werden; die Eichung erfolgt mit Sauerstoffatmung, und mit Hilfe der Arterienpunktion kann der aktuelle Ruhewert bestimmt werden. Man muß sich dann eine entsprechende Eichkurve konstruieren, um Veränderungen der peripheren Sauerstoffsättigung entsprechend beurteilen zu können.

Bei mittlerer Arbeitsbelastung bleibt die periphere Sauerstoffsättigung normal, ja sie kann sogar bei Beginn des Versuches leicht ansteigen, da mit der allgemeinen Ventilationsstörung die Luftverteilung besser und mit der Steigerung der Lungendurchblutung der Luftanteil aus schlecht ventilierten Bezirken relativ kleiner wird. Sinkt die periphere Sauerstoffsättigung unter Arbeit ab, kann man daraus auf eine ungenügende Arterialisierung des Blutes infolge zu schneller Durchströmung der Lungenalveolen schließen.

Die Kontaktzeit des Blutes mit den Alveolargasen ist nicht ausreichend, um eine normale Sauerstoffsättigung herbeizuführen. Wir haben beim Normalen erst bei Belastungsstufen ab 150 Watt ein Absinken der oxymetrisch zu bestimmenden Kurve gesehen; ein bei älteren Versuchspersonen nachweisbares Absinken der arteriellen Sauerstoffsättigung bei Belastungsstufen unter 100 Watt wird von ULMER als Ausdruck der physiologischen Einschränkung der Diffusionskapazität mit zunehmendem Alter gedeutet.

Bei Lungenkranken, insbesondere im Zustand der *Globalinsuffizienz* (ungenügende alveoläre Hyperventilation) und der Verteilungsstörung infolge *ungleichmäßiger Lungendurchmischung* (Partialinsuffizienz), sind je nach Krankheitsbild schon auf niedrigen Wattstufen absinkende Veränderungen der peripheren Sauerstoffsättigung nachweisbar; derartige Veränderungen sind repräsentativ für eine gestörte Lungenfunktion.

Die Bedeutung der Bestimmung der Sauerstoffaufnahme in der Klinik

Die Bestimmung der Sauerstoffaufnahmefähigkeit ist zu einem unentbehrlichen Hilfsmittel in der Sport-, Leistungs- und Arbeitsmedizin, bei Fragen der Begutachtung und auch in der Klinik geworden. Es muß jedoch darauf hingewiesen werden, daß zu einer Beurteilung die Bestimmung der Sauerstoffaufnahme entweder unter steady state-Bedingungen oder unter vita maxima-Bedingungen notwendig ist.

Voraussetzung hierfür ist eine *positive Einstellung* der Versuchsperson oder des Patienten zur Belastungsprüfung. Bei negativer Einstellung ergeben sich keine Kriterien, ob die Belastungsgrenze erreicht ist; denn auf niedrigen oder mittleren Belastungsstufen läßt die jeweilige Höhe der Sauerstoffaufnahme nur dann Rückschlüsse auf die Leistungsbreite zu, wenn sich eine eindeutige Verminderung der O_2-Aufnahme unter den Normalwert ergibt bzw. ein spirographisches Sauerstoffdefizit nachweisbar ist.

Zu berücksichtigen und mit dem klinischen Befund in Einklang zu bringen ist die Frage, ob der Nachweis einer Einschränkung der Sauerstoffaufnahme durch eine Einschränkung der Leistungsbreite des Herzens bedingt ist oder ob nicht bei fehlenden morphologischen Veränderungen an den Atmungsorganen eine funktionelle Störung der Atmung oder des Kreislaufs die Leistungsbreite beschränkt, da eine Verminderung im Sauerstoffaufnahmevermögen sowohl bei organischen Herz- und Lungenkranken als auch bei Patienten mit vegetativen Störungen, Trainingsmangel etc. gefunden wird. Auch ein spirographisches Defizit kann sowohl durch organische als auch funktionelle Erkrankungen hervorgerufen werden.

Die Bedeutung der Sauerstoffaufnahmebestimmung als isolierte Funktionsprüfung mußte daher im klinischen Anwendungsbereich eine Einschränkung erfahren, und man hat versucht, durch die Bestimmung weiterer Funktionsgrößen die Aussagefähigkeit der Methode zu erweitern.

D. Die Bedeutung von Äquivalentwertbestimmungen

Hier haben wir uns mit der Bedeutung weiterer Funktionsgrößen für die Bestimmung der Leistungsbreite zu beschäftigen und müssen vor allem den Wert einer gleichzeitigen Registrierung der Kohlensäureausscheidung, des Atemminutenvolumens und der Pulsfrequenz im Rahmen der Ergospirometrie beleuchten.

Setzt man diese Funktionsgrößen zur Sauerstoffaufnahme in Beziehung, erhält man wichtige Äquivalentwerte: den respiratorischen Quotienten, das Atemäquivalent, den Sauerstoffpuls.

Die gleichzeitige Bestimmung der genannten Größen erlaubt schon auf niederen Wattstufen Einblicke in die Regulations- und Leistungsbreite verschiedener Funktionskreise; man vermag Leistungsminderungen anhand von charakteristischen Verschiebungen mittels der genannten Parameter und vor allem der Äquivalente schon in ihrem Beginn zu erfassen.

E. Die Kohlensäureausscheidung und der respiratorische Quotient

Der respiratorische Quotient $\dfrac{CO_2}{O_2}$ stellt das Verhältnis der Kohlensäureabgabe zur Sauerstoffaufnahme je Zeiteinheit dar. Je nach dem Anteil der Hauptnahrungsmittel Fett, Eiweiß und Kohlehydrate an der Energielieferung für die Oxydationsprozesse des Körpers schwankt der Quotient unter Ruhebedingung zwischen 0,70 bis 1,0. Als Einflüsse, die nicht unmittelbar auf oxydativen Vorgängen beruhen, kommen beim Gesunden eine Verschiebung des Säure-Basen-Gleichgewichtes des Blutes und Hyper- bzw. Hypoventilation in Frage.
Wie verhält sich der respiratorische Quotient im Arbeitsversuch?

Die Angaben in der Literatur sind spärlich, da die Kohlensäureausscheidung auf dem üblichen spirometrischen Wege nur wenig erfaßt wurde und bisher nur der kaum verwendeten offenen Bestimmungsmethode bzw. der Blutgasanalyse zugänglich war. In älteren Arbeiten, wobei noch mit Douglassäcken gearbeitet wurde, sind während einer bestimmten Arbeitsleistung teils eine Senkung — PEIN, PEADOBY, STURGIES —, teils ein starker Anstieg — HILL, KROGH und LINDHARD — des respiratorischen Quotienten angegeben. Schon PEIN beobachtete ein Absinken des Quotienten und vermutete, daß die Verschiedenheit der Ergebnisse von der Arbeisschwere abhängen könnte. HILL, LINDHARD und KROGH verlangten exzessive Leistungen, während die Versuchspersonen von PEIN, PEADOBY und STURGIES und PEIN nur wenig Arbeit auszuführen hatten.
ROSSIER und BÜHLMANN sowie BALKE brachten im Arbeitsversuch erstmals den Nachweis, daß der respiratorische Quotient mit zunehmender Belastung ansteigt, wobei der Wert 1,0 dann erreicht wird, wenn die Belastungsintensität sich der Leistungsgrenze der Untersuchungsperson nähert.
CHRISTENSEN und HANSEN beschrieben einen Anstieg des RQ im Arbeitsversuch auf Werte von 1, wenn bei Untrainierten die O_2-Aufnahme die 2-Liter-Grenze pro Min. überschreitet. Bei Trainierten wurde die gleiche Steigerung erst bei einer maximalen O_2-Aufnahme von 3 bis 4 Liter pro Min. gefunden.

KIRCHHOFF und REINDELL haben dann erstmals mit Hilfe des Metabographen von FLEISCH eine systematische Untersuchung über die Bedeutung des respiratorischen Quotienten im Arbeitsversuch bei Menschen unterschiedlicher Leistungsbreite durchgeführt. Sie untersuchten eine große Gruppe von Studenten, die als Normalpersonen bezeichnet wurden, und stellten diese einer

Gruppe von Hochleistungssportlern gegenüber. Unter Ruhe- und Belastungsbedingungen wurden Sauerstoffaufnahme, Kohlensäureausscheidung und
damit der respiratorische Quotient bei Wattstufen 50, 100 und 150 Watt miteinander verglichen. Bei beiden Personengruppen ergaben sich im einzelnen
bezüglich der Höhe der Sauerstoffaufnahme und Kohlensäureabgabe unter
Ruhebedingungen keine wesentlichen Unterschiede.

Schon bei einer Leistung von 50 Watt fiel auf, daß bei gleicher Höhe der Sauerstoffaufnahme Differenzen in der Höhe der Kohlensäureausscheidung bestan-
den, bei den sportlich Trainierten fand sich eine niedrigere CO_2-Ausscheidung
und somit ein niedrigerer respiratorischer Quotient als bei der gesunden Ver-
gleichsperson. Bei 100 und 150 Watt wurden die Unterschiede deutlicher. Die
Werte für den respiratorischen Quotienten lagen beim Hochleistungssportler
niedriger als beim Untrainierten. So zeigte eine Gruppe von Langstrecken-
läufern einen respiratorischen Arbeitsquotienten von 0,97 bei einer Arbeitsleistung von 250 Watt, während der gleiche Wert von sportlich weniger Ge-
übten bei 150 Watt erreicht wurde. Im Einzelfall besteht die gleiche Beziehung,
bei Erreichen der Leistungsgrenze nähert sich die Kohlensäureabgabe der
Größenordnung der Sauerstoffaufnahme. Der Anstieg des respiratorischen
Arbeitsquotienten auf einen Wert um 1,0 gibt an, daß die Grenzbelastung des
zu Untersuchenden erreicht wird bzw. ist. Somit kann man aus der Höhe des
jeweiligen Arbeits-RQ-Wertes Rückschlüsse dahingehend gewinnen, ob der
Prüfling noch eine höhere Wattleistung erreichen kann bzw. ob ihm noch eine

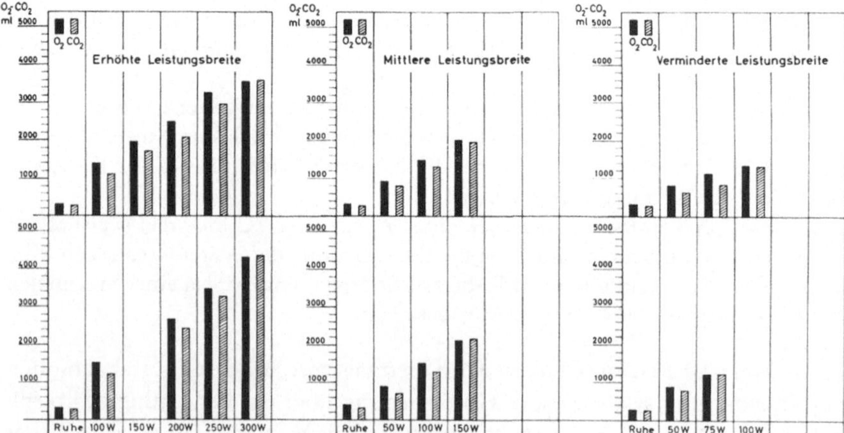

Abb. 37   *O_2-Aufnahme und CO_2-Abgabe bei Menschen unterschiedlicher Leistungsbreite in Ruhe und dosierter Ergometerbelastung*

weitere Arbeitsleistung zuzumuten ist; das bedeutet für die Klinik, daß die Mitbestimmung des RQ-Wertes sichere Hinweise für die durchzuführende Belastung zuläßt. Wird man bei einem Herzkranken schon auf Wattstufen von 50, 60 oder 70 Watt einen relativ hohen RQ-Wert feststellen, nimmt man von einer weiteren Belastungssteigerung Abstand. Man braucht also sich nicht unbedingt der Grenzbelastung des zu Untersuchenden nähern und vermeidet so eine Überanstrengung.

Nicht sicher klären läßt sich allerdings die Frage, wodurch das unterschiedliche Verhalten des respiratorischen Quotienten bei Menschen unterschiedlicher Leistungsbreite bedingt ist. Sicherlich ist es nicht erlaubt, auf Grund des Arbeits-RQ allein Rückschlüsse auf Stoffwechselvorgänge bei sehr großen Arbeitsintensitäten zu ziehen. So wies CHRISTENSEN nach, daß gleichzeitig mit der Erhöhung des respiratorischen Quotienten oft auch eine stark erhöhte Ventilation je Liter Sauerstoff gefunden wird. CHRISTENSEN machte geltend, daß der Erhöhung des respiratorischen Quotienten evtl. durch vermehrte Kohlensäureausscheidung als Folge einer stark vermehrten Ventilation zu erklären wäre. Ebenfalls vermag Hyperventilation infolge eines Nichtvertrautseins mit der Apparatur eine gewisse Erhöhung der Kohlensäureausscheidung bedingen; denn die Herabsetzung der Kohlensäurespannung der Alveolarluft bewirkt eine starke Kohlensäureausscheidung aus Blut und Gewebe. Andererseits ist die Möglichkeit zu diskutieren, daß es während der Arbeit zu einer Änderung im Ruheumsatz verschiedener anderer Organe kommt, wie aus einer Änderung in der Blutverteilung angenommen werden muß. So kann nach GROSSE-BROCKHOFF und BRÜNER die Änderung des respiratorischen Momentanquotienten im Anschluß an Muskelarbeit zu einem großen Teil auf lokal und im Muskel stattfindende zeitliche Differenzen von Sauerstoffaufnahme und Kohlensäureabgabe zurückgeführt werden, ferner wurde von den gleichen Autoren gezeigt, daß eine Drosselung der Durchblutung eine Erniedrigung des respiratorischen Quotienten, während Öffnung der Blutzufuhr eine prompte Erhöhung des Quotienten zur Folge hatte.
Andere Autoren vertreten demgegenüber die Ansicht, daß es im wesentlichen Verbrennungsvorgänge sind, die auch im Arbeitsversuch die Höhe des respiratorischen Quotienten steuern.
Als erste Energiequelle für die Muskelkontraktion in den ersten Arbeitsstadien werden die Kohlehydrate angesehen. Bei Normalpersonen wird bei mäßiger Arbeit Glykogen verbrannt, aber gleichzeitig hält die Reaktionsgeschwindigkeit, mit der Fett oder andere Energielieferanten in Glykogen verwandelt werden, mit dem Glykogenverbrauch Schritt. Der respiratorische Quotient erhebt sich damit nur wenig über den Ruhewert. Wird sehr schwere Arbeit verlangt, so verwendet der Muskel gespeichertes Glykogen, dessen Nutzbarmachung sehr schnell vor sich geht; der respiratorische Quotient nähert sich dem Wert 1. Dabei hat die Verwandlung von Fett in Glykogen keinen wahrnehmbaren Einfluß auf den respiratorischen Quotienten, er bleibt so lange hoch, bis der Vorrat an Glykogen bedeutend herabgesetzt ist. Körperliches Training soll die Fähigkeit des Organismus, auf eine körper-

liche Arbeit entsprechend zu reagieren, erhöhen und alle Oxydationsvorgänge beschleunigen. So überwiegt der Glykogenverbrauch über die Fettumwandlung bei Untrainierten, während bei Hochtrainierten dieser Wechsel in der Art der Abbauvorgänge erst dann einsetzen soll, wenn die geforderte Leistung für den Betreffenden eine sichtbare Einschränkung bedeutet. Daher sieht man bei Hochleistungssportlern ein Ansteigen des respiratorischen Quotienten erst auf höchsten Belastungsstufen.

Der Anstieg des respiratorischen Quotienten auf Werte von 1 beim Erreichen der Leistungsgrenze ist mit charakteristischen Veränderungen anderer Parameter verbunden. Die Ventilation erreicht einen gewissen Grenzwert, auch von seiten der Pulsfrequenz wie des Blutdrucks werden Bereiche erreicht, die aufzeigen, daß sich der Organismus seiner Grenzbelastung nähert.

F. Atemminutenvolumen und Atemäquivalent

Die Mitbestimmung der zur Heranschaffung der notwendigen Sauerstoffaufnahme erforderlichen Lungenvolumina in Ruhe und während Belastung erlaubt eine gewisse Beurteilung der Lungenfunktion. Man bestimmt vorzugsweise das Atemminutenvolumen (AMV/L), also dasjenige Lungenvolumen in Litern, das in einer Minute ventiliert wird.

Der Ruhewert des Atemminutenvolumens bewegt sich beim Gesunden ungefähr zwischen 4 und 8 Ltr./Min. Jede Erhöhung der Arbeitsleistung führt zu einer Steigerung des Ventilationsumfanges, also zu einer Steigerung des Atemminutenvolumens. Der Steigerungsbetrag — d. h. die Höhe des Arbeitsminutenvolumens ist im Einzelfall unterschiedlich; wir sehen z. B. beim Leistungssportler auf gleicher Wattstufe zumeist niedrigere Atemminutenvolumina als bei gesunden Vergleichspersonen. Hohe und oft sehr hohe Atemminutenvolumina werden dagegen bei Personen mit einer Behinderung der Lungenfunktion, z. B. Asthmatiker, Emphysematiker, gefunden. Die Steigerung der Lungenventilation kann so erheblich sein, daß sie einen Abbruch der Untersuchung bedingen kann.

Ähnlich hohe Atemvolumina können bei Patienten mit einer nervösen Atemstörung gefunden werden.

Eine funktionelle Beeinträchtigung der Lungenleistung kann in gleicher Weise wie eine organische Lungenerkrankung leistungsmindernd sein; wir sehen das mit Hilfe dieser Funktionsuntersuchung ebenfalls, nur daß Aussagen über den Funktionszustand, nicht aber Aussagen über die zugrunde liegende Störung gemacht werden können. Eine umfangreiche Lungenfunktionsprüfung, die über Art, Umfang und Ausmaß der Ventilationsstörung Aufschluß geben kann, ist dann erforderlich.

Die spiroergometrische Untersuchung kann lediglich einen Beitrag zum Grad der Belastungsfähigkeit oder Erwerbsschädigung liefern und klären, wieweit die Arbeitskapazität eingeschränkt ist.

Will man die Beziehungen des Atemminutenvolumens zu Sauerstoffaufnahme schärfer umreißen, schafft man einen Verhältniswert, das *Atemäquivalent*. Dieser Begriff besagt, wieviel cm³ Luft ventiliert werden muß, um 1 Ltr. Sauerstoff aufzunehmen.

Das Atemäquivalent wird nach folgender Formel berechnet:

$$\text{Atemäquivalent} = \frac{\text{Atemminutenvolumen ml (BTPS)} \times 100}{\text{O}_2\text{-Aufnahme ml/Min. (STPD)}}$$

Dieser Begriff entspricht in etwa dem der spezifischen Ventilation von ROSSIER und BÜHLMANN bzw. dem Begriff der Sauerstoffausnutzung, wie er von HERBST geprägt wurde.

Wichtig ist die Umrechnung beider Größen auf konstante Bedingungen in eine Formel, d. h. die Berechnung des AMV auf BTPS (37° C, 760 mm Hg und Wasserdampfsättigung bei 37°), der O₂-Aufnahme auf 0° C, 760 mm Hg und Trockenheit (STPD-Bedingungen).

Die jeweilige Höhe des Atemäquivalentes kann als Maßstab für die Atemökonomie angesehen werden. Ein hoher Quotient besagt, daß für die aufgenommene Menge an Sauerstoff ein relativ großes Atemminutenvolumen benötigt wird. Umgekehrt jedoch bedeutet ein niedriger Quotient, daß für die aufgenommene Sauerstoffmenge ein kleineres Atemminutenvolumen gebraucht wird.

So zeigen diejenigen Personen, die einen geringen Ventilationsumfang für eine bestimmte Leistung aufbringen, niedrigere Atemäquivalentwerte als Personen, deren Ventilationsumfang für die gleiche Leistung ein besonders hoher ist.

Tabelle 15

Das Atemäquivalent bei Menschen unterschiedlicher Leistungsbreite
in Ruhe und während Belastung

	Ruhe	50	100	150 Watt
Normalpersonen ♂ (Mittelwerte)	2,51	1,99	2,11	2,15
Radrennfahrer (Mittelwerte)	2,26	1,94	2,06	1,97
Schwimmer (Mittelwerte)	2,19	1,79	1,95	2,21
D. S. Reg.-Störung der Atmung	2,56	3,07	4,56	—
K. L. Reg.-Störung der Atmung	2,7	3,21	4,7	—

Besonders hohe Atemäquivalentwerte findet man beim nervösen Atemsyndrom, bei Lungendiffusionsstörung oder einer Verminderung der pulmonalen Diffusionsfläche, bei mechanischer Behinderung der Atmung sowie zentraler oder peripherer Störung der Atemregulation (NOWACKI).

Ein hoher Atemäquivalentwert kann dabei zu einem arbeitsbegrenzenden Faktor werden. Im Einzelfall haben Bestimmungen des Atemäquivalents bei Personen unterschiedlicher Leistungsbreite ergeben, daß sich immer dann, wenn die Untersuchungsperson ihrer Leistungsgrenze nahe kommt, ein Anstieg des Arbeitsatemäquivalentes auf Werte von 3 bis 4 zeigt. Das bedeutet für die Klinik, daß ein hoher Atemäquivalent schon auf niedrigen Wattstufen eine weitere Steigerung der Arbeitsleistung nur noch in geringem Umfang gestattet. Wir können auf Grund eines derartigen Befundes die Aussage machen, daß die Atemökonomie schon bei geringer Arbeitsleistung ungenügend und die Leistungsbreite der Untersuchungsperson dadurch eingeschränkt ist. Der gezielte Nachweis einer schlechten Atemökonomie sollte dann zu entsprechenden therapeutischen Konsequenzen führen.

Wir haben somit mit der Bestimmung des Atemäquivalentes die Möglichkeit der gezielten Untersuchung eines Funktionskreises. Das kann gewichtige therapeutische Konsequenzen mit sich bringen; findet sich bei einer Untersuchung lediglich eine schlechte Atemökonomie, wird eine Atemschulung im Vordergrund der therapeutischen Bemühungen stehen müssen, sind weitere Funktionskreise betroffen, wird auch die Therapie vielschichtiger sein müssen.

G. Der Sauerstoffpuls

Eine wichtige Verhältnisgröße zur Bestimmung der kardialen Leistungsbreite und Kreislaufökonomie ist der Sauerstoffpuls. Unter dieser Bezeichnung verstehen wir diejenige Menge an Sauerstoff, die pro Pulsschlag aufgenommen, transportiert und an das Gewebe weitergegeben wird. Für seine Bestimmung ist die gleichzeitige Registrierung der Sauerstoffaufnahme in ml und der Pulsfrequenz in Schlägen pro Minute erforderlich.

$$\text{Sauerstoffpuls} = \frac{O_2\text{-Aufnahme in ml}}{\text{Pulsfrequenz (Schl. pro Min.)}}$$

Andere Bezeichnungen sind »Sauerstoffäquivalent«, »Sauerstoff pro Puls« oder auch »Pulssauerstoff«.

Bei ungestörter Sauerstoffaufnahme und normaler Sauerstoffkapazität des Blutes ist die Größe des Sauerstofftransportes pro Herzschlag vom Schlagvolumen des Herzens und der arteriovenösen Sauerstoffdifferenz abhängig (SZAKAL, ÅSTRAND).

Die Größe des Sauerstoffpulses wird überwiegend von dem Verhalten der Herzschlagfrequenz bestimmt. Je größer diese ist, um so kleiner ist der Sauerstoffpuls, um so niedriger liegen die kardialen und damit die körperlichen Leistungsgrenzen. Die Bedeutung dieses Quotienten für die Funktionsdiagnostik liegt darin, daß schon auf kleineren Wattstufen wichtige Anhaltspunkte über das Leistungsvermögen erzielt werden können, ohne daß extreme Leistungen im Bereich der vita maxima gefordert werden müssen.

Tabelle 16

Mittelwerte des Sauerstoffpulses bei Menschen unterschiedlicher Leistungsbreite in Ruhe und während Belastung (O_2/f)

	Normalpersonen	Sportler	Langstreckenläufer	Radrennfahrer	hypotone Regulationsst.	hypertone Regulationsst.
Ruhe	4,1	5,42	5,6	5,69	3,9	4,4
50 Watt	9,4	10,42	10,9	9,62	7,6	8,7
100 Watt	12,5	14,01	14,9	14,4	11,0	11,6
150 Watt	14,2	16,9	17,72	16,62	–	13,8
200 Watt	16,2	19,2	20,4	19,4	–	–

Am besten läßt sich die Bedeutung der Sauerstoffpulsbestimmung aus Tabelle 16 ableiten, in der Sauerstoffpulswerte bei Menschen unterschiedlicher Leistungsbreite in Ruhe und auf gleichen Wattstufen gegenübergestellt werden. Aus ihr ist ersichtlich, daß sehr leistungsfähige Menschen — in diesem Fall Radrennfahrer und Langstreckenläufer — auf allen Belastungsstufen höhere Sauerstoffpulswerte als durchschnittlich Leistungsfähige aufweisen. Während der durchschnittlich leistungsfähige männliche Erwachsene unter steady state-Bedingungen Sauerstoffpulswerte von 14 bis 18 erreichen, d. h. pro Pulsschlag 14 bis 18 mLtr. O_2 aufnehmen und transportieren kann, lassen sich beim leistungsfähigen Spitzensportler Sauerstoffpulse von 24 bis 30 messen.

Demgegenüber lassen sich beim Leistungsschwachen unter maximalen steady state-Bedingungen lediglich Werte von 10 bis 12 registrieren. Der Sauerstoffpuls ist beim guttrainierten Sportsmann in Ruhe und nach allen Belastungsstufen, die dieser im steady state erreicht, höher als bei untrainierten Personen. Es lassen sich aus der Größe des Sauerstoffpulses schon bei niedrigen Belastungen ganz eindeutige Aussagen über die Leistungsbreite des Kreislaufs gewinnen. *Je größer die Sauerstoffaufnahme pro Herzschlag, desto ökonomischer arbeitet der Kreislauf und desto größer ist seine Leistungsbreite.*

Die Bestimmung des Sauerstoffpulswertes ist aber auch für die Klinik bedeutungsvoll. Niedrige Sauerstoffpulse finden wir z. B. bei Herzkranken, so bei

Patienten mit einer Mitralstenose oder einer Mitralinsuffizienz. Patienten mit einem Aortenfehler haben oft noch ausreichende Sauerstoffpulswerte; eine Bestätigung der bekannten Tatsache, daß ein Kranker mit einer Aorteninsuffizienz recht leistungsfähig sein kann. Es ist überhaupt zu berücksichtigen, daß bei einer ausreichenden Kreislaufregulation beim Herzkranken eine bessere Leistungsfähigkeit vorliegen kann als bei einem Regulationsgestörten. Auch in diesem Falle kann die Bestimmung des Sauerstoffpulses keinen oder nur einen begrenzten Hinweis auf Art und Ausmaß einer organischen Schädigung geben, sondern lediglich nur allgemein die Leistungsbreite definieren.

Die Bewertung des Sauerstoffpulses muß jedoch unter gewissen Bedingungen eine Einschränkung erfahren.

Der ältere Mensch kann seine Pulsfrequenz nicht in dem Ausmaß steigern wie der jüngere. Die sog. kritische Herzfrequenz liegt im Alter niedriger als beim Jugendlichen. Insofern wird mit höherem Lebensalter ein besserer Sauerstoffpulswert erreicht, als er der wirklichen Leistungsbreite entspricht. Auch beim Herzkranken geht die Relation zwischen Belastungshöhe und Pulsfrequenzzunahme verloren. So finden sich in der Klinik Patienten, die nur in geringem Umfang ihre Pulsfrequenz unter Arbeitsbelastung steigern können. Der Sauerstoffpuls kann bei ihnen so groß wie beim Hochleistungssportler sein (HOLLMANN, VENRATH). Auch bei Patienten mit Herzblock ist eine Bestimmung des Leistungsvermögens mit Hilfe der Sauerstoffpulsbestimmung nicht möglich. Zur Beurteilung dieser Patienten wird von einigen Autoren eine vergleichende Untersuchung zwischen dem röntgenologisch ermittelten Herzvolumen und der Sauerstoffaufnahme gefordert. Je größer das Herzvolumen ist, desto größer muß auch das Sauerstoffaufnahmevermögen sein, wenn ein vergrößertes Herz physiologischer Natur sein soll (REINDELL u. Mitarbeiter). Überblicken wir die besprochenen Äquivalentgrößen im Zusammenhang, so wird offensichtlich, welche Bedeutung einer korrelativen Betrachtung der einzelnen Funktionsgrößen schon auf niedrigen Wattstufen zukommt. Die Regulationsökonomie und Leistungsbreite einzelner Funktionskreise können hinreichend definiert und festgelegt werden. So läßt der jeweilige Wert des respiratorischen Quotienten auf den einzelnen Wattstufen ein ungefähres Abschätzen der noch vorhandenen Leistungsreserven zu.

Andererseits ist ein Anstieg des Arbeits-RQ auf den Wert von 1,0 als arbeitsbegrenzender Faktor anzusehen. Die Bestimmung des Atemäquivalentes gibt einen Hinweis auf die Atemökonomie und -regulation. Auch das Atemäquivalent kann Grenzwerte erreichen, die darauf hindeuten, daß die jeweils erreichte Belastung nur kurze Zeit durchgeführt werden kann. Aus der jeweiligen Höhe des Sauerstoffpulses erhält man einen Anhalt über die Regulationsökonomie des Kreislaufs und dessen Leistungsfähigkeit. Die fortlaufende

Registrierung der genannten Größen erscheint daher für die Klinik, die Gutachtertätigkeit und in leistungsmedizinischer Hinsicht bedeutungsvoll, da wir so objektive Kriterien besitzen, um einmal die jeweilige Untersuchungsperson vor Überlastungen zu schützen und andererseits Arbeitsunwillige erkennen zu können.

Arbeitsbegrenzende Faktoren im Belastungsbereich

1. Fehlende oder ungenügende Zunahme der Sauerstoffaufnahme bei Erhöhung der Wattstufen
2. Spirographisches Sauerstoffdefizit (mindestens 100 ml)
3. Absinken der peripheren arteriellen Sauerstoffsättigung am Oxymeter unter 90%
4. Anstieg der respiratorischen Quotienten auf Werte um 1 und darüber
5. Steigerung des Atemminutenvolumens um mindestens 50% über den Sollwert bei Ausschluß emotioneller Ursache
6. Anstieg des Atemäquivalentes auf Werte um 4 und darüber
7. Erreichen oder Überschreitung einer Pulsfrequenz von 160–170 Schl./Min. bzw. Auftreten eines Ermüdungspulses
8. Stärkerer Anstieg des systolischen Blutdrucks über 240 mm Hg und Abfall bei weiteren Erhöhungen der Arbeitsleistung
9. Anstieg des diastolischen Blutdrucks auf Werte um 130–140 mm Hg
10. Auftreten hypoxämischer EKG-Veränderungen bzw. anginöser Beschwerden.

Kriterien der Leistungsfähigkeit auf Grund verschiedener Funktionen in bezug auf den jeweiligen Mittelwert

(Vergleich einiger Ventilations- und Kreislaufgrößen eines leistungsfähigen und weniger leistungsfähigen Mannes gleichen Körpergewichtes bei gleicher Wattleistung)

Arbeit unter steady state-Bedingungen

	leistungsfähig	wenig leistungsfähig
Sauerstoffaufnahme	niedriger	höher
Pulsfrequenz	niedriger	höher
Respiratorischer Quotient	niedriger	höher
Atemäquivalent	niedriger	höher
Sauerstoffpuls	höher	niedriger
Systolischer Blutdruck	niedriger	höher
Diastolischer Blutdruck	niedriger	höher
Blutmilchsäure	niedriger	höher

Erholungszeit:

	leistungsfähig	wenig leistungsfähig
Sauerstoffaufnahme	kurze Erholungszeit	verlängerte Erholungszeit
Pulsfrequenz	kurze Erholungszeit	verlängerte Erholungszeit
Blutdruck	kurze Erholungszeit	verlängerte Erholungszeit

Wenn jemand behauptet, nicht mehr weitermachen zu können, obwohl Atemäquivalent und respiratorischer Quotient noch verhältnismäßig niedrig sind, wird man Zweifel in seine Angaben setzen dürfen.

Wir gewinnen außerdem durch die Bestimmung dieser Äquivalentwerte die Möglichkeit der Analyse einzelner Funktionskreise und können bei einer Störung durch entsprechende therapeutische Maßnahmen versuchen, diese auszugleichen. Ferner haben wir für die Therapiekontrolle gerade in der Bestimmung dieser Größen ein wertvolles Hilfsmittel.

So stellt die fortlaufende Bestimmung des respiratorischen Quotienten, des Atemäquivalentes wie des Sauerstoffpulses eine wesentliche Hilfe für die Beurteilung der Lungen- und Kreislauffunktion dar und gewährt bei der Beurteilung der Leistungsfähigkeit und -grenzen eines Menschen eine größere Sicherheit.

UNTERSUCHUNGSSCHEMA

Spiroergometrie

Klinik oder Institut

| *Name:* | *Vorname:* | *Alter:* | *Gewicht:* |

Weitere Angaben:

Klinischer Befund:

Spiroergometrische Untersuchung
Belastung
Tourenzahl 30

	Ruhewerte	50 Watt	75 Watt	40 % O_2 75 Watt
Sauerstoffaufn. ml/Min STPD	360	780	1000	1100
Kohlensäureabg. ml/Min. STPD	320	680	1000	900
Respiratorischer Quotient	0,89	0,92	1,0	0,82
Atemminutenvolumen l/Min. BTPS	8	21	29	26
Atemäquivalent	2,2	2,7	2,9	2,36
Pulsfrequenz f/Min	76	104	124	124
Blutdruck mm Hg	115/65	120/70	125/75	125/75
Sauerstoffpuls	4,7	7,5	8,1	8,9

Beurteilung: Die Belastungsgrenze liegt bei 75 Watt. Bei dieser Wattstufe besteht schon ein spirographisches O_2-Defizit. Relativ hohe Pulsfrequenz bei ungenügendem Blutdruckanstieg im Belastungsversuch, hoher Arbeits-RQ. Deutliche Minderung der Leistungsbreite.

UNTERSUCHUNGSSCHEMA

Beispiel einer Bestimmung der vita maxima

Klinik oder Institut

Name: *Vorname:*   *Alter:*   *Gewicht:*   *Größe:*

Sonstige Daten:

Klinischer Befund:

Ruhe	180 Watt	210 Watt	240 Watt	270 Watt	300 Watt	330 Watt	360 Watt
Sauerstoffaufnahme ml/Min.	300	2360	2420	2880	3400	3680	3880
Respiratorischer Quotient	0,84	0,88	0,89	0,92	0,94	0,96	1,0
Atemminutenvolumen in Litern	6,5	50	54	74	84	108	124
Atemäquivalent	2,4	2,11	2,2	2,58	2,47	2,94	3,2
Pulsfrequenz f/Min.	72	130	138	146	154	162	175
Blutdruck mm Hg	125/85	170/90	180/90	190/90	200/95	210/95	210/100
O_2-Puls	4,1	18,2	17,5	19,7	22,1	22,7	22,2

Literatur

Åstrand, P. O.: Experimental studies of physical working capacity in relation to sex and age. Kopenhagen 1952

Åstrand, J.: Aerobic work capacity in men and woman with special reference to age. Acta physiol. Scand. 49 (1960) Suppl. 169

Balke, B.: Optimale körperliche Leistungsfähigkeit, ihre Messung und Veränderung infolge Arbeitsermüdung. Arbeitsphysiol. 15 (1952), S. 311

Bengtsson, E.: The working capacity in normal children, evaluated by submaximal exercise on the bycicle ergometer and compared with adults. Acta med. Scand. 154 (1956), S. 359

Bock, A. V.; Vancaulaert, C.; Dill, D. B.; Fölling, A.; Hurxthaler, L. M.: J. Physiol. 66 (1928)

Borgard, W.; Hermannsen, J.: Kombinierte Herz- und Lungenfunktionsprüfung. Arch. klin. Med. 175 (1933), S. 545

Borgard, W.: Über den Verlauf der Sauerstoffaufnahme bei stufenweise gesteigerter Arbeitsbelastung. Dtsch. Arch. klin. Med. 11 (1938), S. 399

Brüner, H.; Grosse-Brockhoff, F.: Pflügers Arch. 238 (1938), S. 361

Christensen, E. H.: Der Stoffwechsel und die respiratorischen Funktionen bei schwerer körperlicher Arbeit. Arbeitsphysiol. 5 (1932), S. 463–488

Christensen, E. H.; Hansen, O.: Skand. Arch. Physiol. 81 (1939), S. 152–180

Fruhmann, G.: Die ergospirographische Lungenfunktionsprüfung in der klinischen Diagnostik und für die Begutachtung. Münch. med. Wschr. 102 (1960), S. 668–674

Herbst, R.: Der Gasstoffwechsel als Maß der körperlichen Leistungsfähigkeit. I. Die Bestimmung des Sauerstoffaufnahmevermögens beim Gesunden. II. Der Gasstoffwechsel als Maß der körperlichen Leistungsfähigkeit. III. Untersuchungen am Herzkranken. Dtsch. Arch. klin. Med. 162 (1928), S. 33 u. S. 257

Hill, A. V.; Long, N. H.; Lupton, H.: Muscular exercise, lactic acide and the supply and utilisation of oxygen. Proc. Roy. Soc. (B) Biol. Sci. 96 (1924), S. 438 u. S. 455; 97 (1925), S. 84 u. S. 155

Hollmann, W.: Der Arbeits- und Trainingseinfluß auf Kreislauf und Atmung. Eine klinische und physiologische Betrachtung. Darmstadt 1959

Hollmann, W.: Höchst- und Dauerleistungsfähigkeit des Sportlers. Spirometrische Beurteilung und Untersuchungsergebnisse von männlichen und weiblichen Personen des 1.–8. Lebensjahrzehntes. München 1963

Hollmann, W.; Venrath, H.; Tietz, N.: Die Streubreite der Sauerstoffaufnahmewerte bei spiro-ergometrischen Untersuchungen. Z. Kreislauf Forsch. 45 (1956), S. 95

Hoske, H.: Das Problem der Leistung. Münch. med. Wschr. (1936), S. 1208

Kelp, H.-H.: Die maximale Sauerstoffaufnahme bei jungen Frauen. Eine Betrachtung über die Verwendbarkeit dieser Meßgröße als Kriterium der Herzleistungsfähigkeit. Z. Kreisl. Forsch. 49 (1960), Nr. 13/14, S. 709–716

Kirchhoff, H.-W.; Reindell, H.; Gebauer, A.: Untersuchungen über die Sauerstoffaufnahme, Kohlensäureabgabe, das Atemminutenvolumen, Atemäquivalent und den respiratorischen Quotienten während körperlicher Belastung bei Normalpersonen und Hochleistungssportlern. Dtsch. Arch. klin. Med. 203 (1956), S. 423–447

Kirchhoff, H.-W.; Reindell, H.: Das Verhalten des respiratorischen Quotienten und des Atemäquivalentes bei Menschen unterschiedlicher Leistungsbreite im Belastungsversuch. Verh. Dtsch. Ges. inn. Med. 62 (1956), S. 587–591

Kirchhoff, H.-W.: Sauerstoffaufnahme und Leistungsfähigkeit, Z. ärztl. Fortb. 53 (1964) Nr. 1, S. 51–61

Knipping, H. W.; Zimmermann: Über die Sauerstofftherapie bei Herz- und Lungenkranken. Z. klin. Med. 124 (1933), S. 435

Knipping, H. W.; Valentin, H.: Vita maxima Probleme in der praktischen Herz-Klinik. Therapiewoche 16 (1963), S. 681–692

Knipping, H. W.; Bolt, W.; Valentin, H. u. a.: Untersuchung und Beurteilung des Herzkranken. Praktische Routineuntersuchungen, präoperative Herzdiagnostik, Funktionsanalyse für die Herzprophylaxe und Sporttherapie, Cor pulmonale. Stuttgart, 2. Aufl.

Krogh, A.; Lindhard, J.: On average composition of alveolar air and its variations during respiratory cycle. J. Physiol. 47 (1914), S. 431

Landen, H. C.: Die Minderung der Sauerstoffaufnahme in der ersten Arbeitsphase als Ausdruck der Funktionsstörung des kranken Herzens und ihre Bedeutung für die klinische Herzbeurteilung. Dtsch. Arch. klin. Med. 197 (1950), S. 84–102

Landen, H. C.: Die funktionelle Beurteilung des Lungen- und Herzkranken. Begutachtung, Operationsanzeige, Therapieüberwachung und Arbeitslenkung. Darmstadt 1955

Marx, H.-H.; Zack, W. J.; Müller, O. E.: Untersuchungen zur spiroergometrischen Differenzierung der kardialen und pulmonalen Arbeitsleistung. Z. Kreisl. Forsch. 43 (1954), S. 714–728

Mellerowicz, H.; Roskamm, H.; Hettinger, Th.; Hollmann, W.; Klaus, E. J.; König, K.; Mies, H.; Reindell, H.; Stoboy, E.: Vorschläge zur Standardisierung der ergometrischen Leistungsmessung. Zschr. Kreisl. Forsch. 53 (1964) Nr. 8, S. 856–860

Oxymetrie. Theorie und klinische Anwendung. Hrsg. K. Kramer. 1. Bremer Kolloquium. Stuttgart 1960

Rossier, P. H.; Bühlmann, A.; Wiesinger, K.: Physiologie und Pathophysiologie der Atmung, 2. Aufl., Berlin 1958

Sjöstrand, T.: Relationen zwischen Bau und Funktion des Kreislaufsystems und ihre Veränderungen unter pathologischen Bedingungen. Forum Cardiologicum 3, 1960

Valentin, H.; Venrath, H.; Albrecht, H.: Sport und Leistungsfähigkeit des Herzens. Sportmed. 4 (1953), Nr. 1 u. 2, S. 4

Valentin, H.; Venrath, H.; v. Mallinckrod, H.; Gürakar, M.: Die maximale Sauerstoffaufnahme in den verschiednen Altersklassen. Eine praktisch wichtige Herz-Kreislauf-Funktionsprüfung im Vita-Maxima-Bereich. Z. Altersforschg. 9 (1955), S. 291

Valentin, H.; Venrath, H.: Die Differenzierung der respiratorischen Arbeitsinsuffizienz von der kardialen Arbeitsinsuffizienz unter besonderer Berücksichtigung der Links- und Rechtsinsuffizienz des Herzens. Beitr. Klinik Tuberk. 107 (1952), S. 35–63

Valentin, H.; Venrath, H.: Einige Bemerkungen zu den Herzfunktionsprüfungen im Bereich der Vita maxima. Münch. med. Wschr. 97 (1955) Nr. 21, S. 695–698

Venrath, H.; Valentin, H.; Hollmann, W.: Anwendung und Grenzen der Oxymetrie in der Herz- und Lungenklinik. Ärztl. Wschr. 10 (1955), S. 526–529

Wyss, F.; Hadorn, W.: Die Pneumometrie. Progr. Allerg. 3 (1952), S. 290–333

Zydra, J.; Mellerowicz, H.: Ergometrie zur Funktionsdiagnostik des Kreislaufs. Z. ärztl. Fortbild. 53 (1964) Nr. 6, S. 455–462

IX. KAPITEL

Untersuchungen der Ventilations- und Kreislaufgrößen im Sauerstoffmangel

Neben der definierten Ergometerarbeit als Belastungsform kann in gleicher Weise auch Sauerstoffmangel als Belastungsform dienen, wobei man die Untersuchung bei differenzierten Sauerstoffmangelgemischen durchführen kann. Es lassen sich im Sauerstoffmangel ohne Schwierigkeiten zahlreiche Kreislauf- und Ventilationsgrößen bestimmen, und man erhält dadurch vertiefte Einblicke in die Regulationsweise von Kreislauf und Atmung. Insbesondere sind derartige Untersuchungen bei bestimmten Personengruppen, so bei Bergsteigern, Flugzeugführern etc. nützlich. Die folgenden Hinweise berichten über die Möglichkeit und Technik dieses Untersuchungsverfahrens.

Die Untersuchungsmethodik ist die gleiche, wie sie beim sog. Hypoxämietest beschrieben wurde, d. h. man kann mit Hilfe einer Sauerstoffmischanlage ein bestimmtes Sauerstoffmangelgemisch einstellen und neben dem Elektrokardiogramm eine Reihe anderer Funktionsgrößen bestimmen, von denen der Sauerstoffaufnahme, dem Atemminutenvolumen, der Pulsfrequenz sowie dem systolischen wie diastolischen Blutdruck Bedeutung zukommen.

Im eigenen Labor werden folgende Ventilations- und Kreislaufgrößen bei Sauerstoffkonzentrationen von $21^0/_0$, $14^0/_0$, $12^0/_0$ und $10^0/_0$ erfaßt.

Sauerstoffaufnahme in ml   (STPD)
Kohlensäureabgabe in ml   (STPD)
Respiratorischer Quotient
Atemminutenvolumen in Ltr.   (BTPS)
Atemäquivalent
Pulsfrequenz (Schläge pro Minute)
Systolischer und diastolischer Blutdruck in mm Hg
Sauerstoffpuls
EKG in 12 Ableitungen
ferner fakultativ
Pulswellengeschwindigkeit
EEG

Methodisch wird so vorgegangen, daß zunächst die zu bestimmenden Kreislauf- und Ventilationsgrößen bei Luftatmung registriert werden. Dann wird nach Erhalt von Ruheausgangswerten auf ein $14^0/_0$-O_2-Gemisch übergegangen, dieses solange registriert, bis konstante Werte erreicht werden, das ist im allgemeinen nach 6—8 Minuten der Fall. Es folgt die Rückschaltung auf ein 21%-Gemisch und dann die Registrierung bei einem niedrigen Sauerstoffgehalt (12%). Auch diese Registrierung wird bis zum Erreichen konstanter Werte durchgeführt. Man kann die Untersuchung erweitern und bis auf ein 10%-Sauerstoffgemisch heruntergehen. Eine derartige Untersuchungsmethodik ist zeitlich langwierig, man kann sich jedoch gut über die Anpassungsweise des Kreislaufs bei definiertem Sauerstoffmangel orientieren.

Untersuchungsergebnisse

Bevor auf einige abweichende Regulationen einiger genannter Funktionsgrößen eingegangen wird, soll zunächst einmal das Verhalten der einzelnen Ventilations- und Kreislaufgrößen im Normalfall an einem Beispiel wiedergegeben werden (Abb. 38). Die Veränderungen der einzelnen Ventilations- und Kreislaufgrößen bei einem Sauerstoffmangelgemisch von 14% und auch

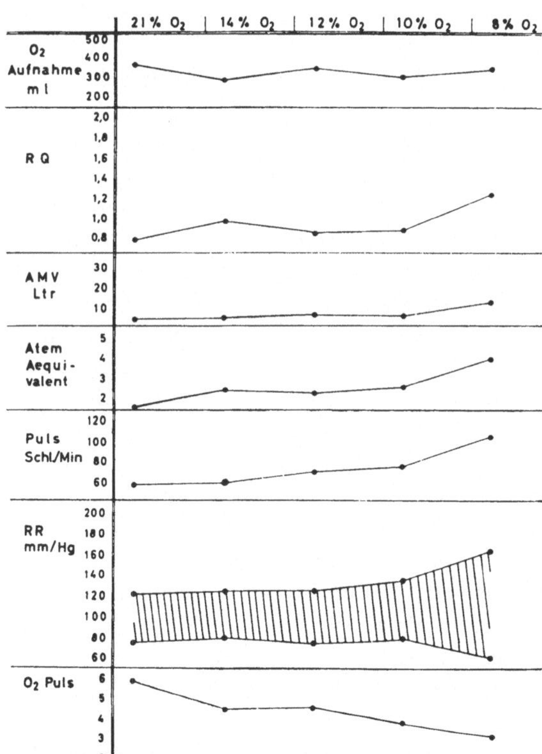

Abb. 38 *Verhalten einzelner Kreislaufgrößen im Sauerstoffmangel (Durchschnittsverhalten)*

12% sind in Ruhe im allgemeinen gegenüber Luftatmung nur unwesentlich. Die Sauerstoffaufnahmewerte bewegen sich im normalen Streubereich wie bei Luftatmung und bleiben praktisch konstant. Der Organismus stellt also die gleiche Sauerstoffmenge auch bei geringeren O_2-Konzentrationen bereit. Die Kohlensäureausscheidung erhöht sich dagegen, und damit steigt der respiratorische Quotient mit abnehmender Sauerstoffkonzentration langsam an. Ob zu große Rückschlüsse aus dieser Tatsache gezogen werden sollten, erscheint fraglich, da zweifellos unphysiologische Bedingungen vorliegen. Auch die Veränderungen des Atemminutenvolumens sind bei O_2-Konzentrationen von 14% und 12% gegenüber einem 12%igen O_2-Gemisch im allgemeinen gering; sie bestehen im wesentlichen in einer Erhöhung von zwei bis vier Litern. Erst beim Übergang auf ein 12%iges, mehr noch auf ein 10%iges O_2-Gemisch kommt es zu einer Erhöhung der Atemminutenvolumina um 30% bis 50% gegenüber dem Ausgangswert. Die Erhöhung des Atemminutenvolumens entsteht sowohl durch eine Zunahme des Atemminutenvolumens wie eine Steigerung der Atemfrequenz. Das Atemäquivalent, als Maßstab der Atemökonomie, muß sich dadurch verschlechtern. Setzt man den beim gleichen Probanden bei 21% ermittelten Atemäquivalentwert zu O_2-Konzentrationen von 14%, 12% und 10% in Beziehung, so läßt sich ein stetiger Anstieg durch die Zunahme des Atemminutenvolumens bei annähernd gleichbleibender Sauerstoffaufnahme nachweisen. Die ermittelten Atemäquivalentwerte steigen im allgemeinen jedoch nicht über Werte von 4,0—5,0.

Die Pulsfrequenz erhöht sich mit abnehmender O_2-Konzentration. Der Anstieg ist bei jüngeren Männern beträchtlicher als bei älteren und in gewisser Weise abhängig von der Ausgangslage. Bei den untersuchten Normalpersonen wurden bei einer 10%igen O_2-Konzentration ein Pulsfrequenzwert von 120 nicht überschritten. Der Altersfaktor ist immer in Rechnung zu stellen. Charakteristisch sind die Veränderungen des systolischen und diastolischen Blutdrucks sowie der Blutdruckamplitude. Der systolische Blutdruck bleibt bei abnehmender Sauerstoffkonzentration konstant, kann sogar ansteigen, der diastolische Blutdruck jedoch fällt mit abnehmender Sauerstoffkonzentration so stark ab, daß es zu einer deutlichen Erweiterung der Blutdruckamplitude kommt.

Welche Aussagen lassen sich mit dem angeführten Untersuchungsverfahren unter von der Norm abweichenden Bedingungen treffen?

Behandeln wir zunächst das Verhalten der Atmung. Personen mit einer Regulationsstörung der Atmung beantworten dosierten Sauerstoffmangel mit erheblichen Störungen des Atemminutenvolumens, um die erforderlichen Sauerstoffmengen heranschaffen zu können. Wir finden schon bei 14- oder 12%igen O_2-Konzentrationen Atemminutenvoluminawerte von 20—30 Litern pro Minute, die den physiologischen Streubereich erheblich überschreiten und mit Atemäquivalentwerten von 4,5 mehr Ausdruck einer schlechten Atemökonomie sind. Diese Probanden müssen, um die notwendige Sauerstoffmenge heranschaffen zu können, Atemminutenvolumina ventilieren, die das 3—4fache gesunder Vergleichspersonen überschreiten. Bei einigen Probanden kann es durch *Hyperventilation* sogar zum Arbeitsabbruch kommen.

Aussagen über eine vorliegende Kreislauflabilität lassen sich aus dem Verhalten der Pulsfrequenz ziehen. Es wurde eingangs darauf hingewiesen, daß es bei ausgeglichener stabiler Kreislaufregulation und abnehmender Sauerstoffkonzentration nur zu geringen und mäßigen Anstiegen der Pulsfrequenz kommt. Dabei erhöhen jüngere Menschen ihre Pulslage mehr als ältere.

Bei einer 10%igen O_2-Konzentration werden Frequenzwerte von 110 bei jüngeren bzw. von 100 bei Personen über 35 Jahre nicht überschritten. Finden sich bei geringer Abnahme der O_2-Konzentration, also bei 14% oder 12%, Pulsfrequenzanstiege über die genannten Grenzwerte, ist nach unseren bisherigen Untersuchungsergebnissen die Aussage berechtigt, daß es sich um eine kreis-

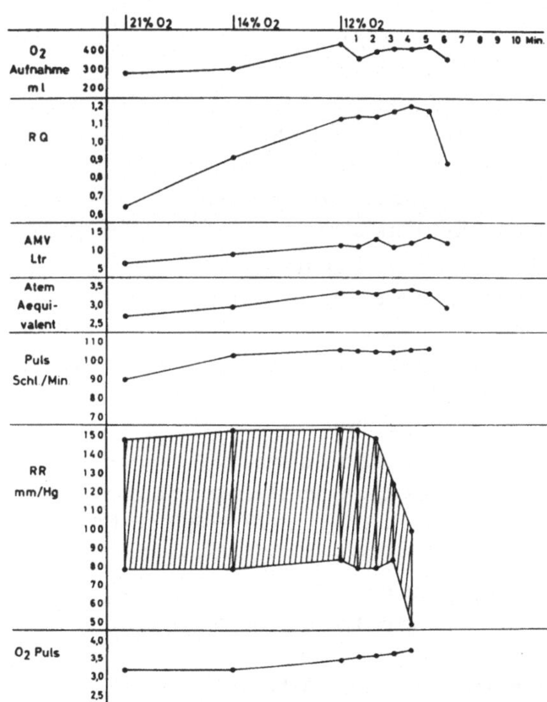

Abb. 39 *Absinken des systolischen und diastolischen Blutdruckes bei differenziertem Sauerstoffmangel*

lauflabile Untersuchungsperson handelt, bei der eine Stabilisierung und Ökonomisierung der Kreislaufregulation anzustreben ist.

Die Kreislauflabilität bzw. -insuffizienz läßt sich darüber hinaus am Verhalten des Blutdrucks erkennen, denn der stabile Kreislauf beantwortet dosierten Sauerstoffmangel mit einem Gleichbleiben bzw. Anstieg des systolischen Blutdruckwertes und Absinken des diastolischen RR-Wertes, so daß mit abnehmender Sauerstoffkonzentration eine Erweiterung der Blutdruckamplitude nachweisbar ist.

Ist dieser Regelmechanismus nicht anpassungsfähig, kommt es beim Kreislauflabilen zu einem Absinken des systolischen wie auch diastolischen Blutdruckwertes, zu einem hypodynamen Blutdruckverhalten im Sinne SCHELLONGS, d. h. zu einem Zusammenbruch des Kreislaufregulationsgefüges. Im Gegensatz zu dieser Beobachtung stehen Befunde, die bei Personen mit Prähypertonie bzw. Hypertonie erhoben werden konnten. Bei ihnen blieb im Sauerstoffmangel das erwartete Absinken des diastolischen Blutdruckwertes und infolgedessen auch die Erweiterung der Blutdruckamplitude aus. Vielmehr wurde mit abnehmender Sauerstoffkonzentration bei relativer Konstanz des systolischen Blutdruckwertes ein Anstieg des diastolischen Blutdrucks nachgewiesen. Daraus entwickelt sich eine Einengung der Blutdruckamplitude, also gerade das entgegengesetzte Verhalten wie beim Gesunden. Interessanterweise findet sich beim Hypertonen dann auch im Elektrokardiogramm eine Potentialstörung von ST, d. h. Veränderungen im Sinne des ischämischen Typs. Aus diesen zahlenmäßig noch nicht sehr großen Befunden muß gefolgert werden, daß die Einengung der Blutdruckamplitude Ausdruck des mangelnden Anpassungsvermögens der Kreislaufregulation ist und die nachweisbaren EKG-Veränderungen durch den eingeengten Koronardurchfluß dann sekundär hervorgerufen werden.

Sollten sich diese Untersuchungsergebnisse in größerer Breite bestätigen, wäre damit ein weiterer Test zur Abgrenzung unklarer Blutdruckerhöhungen geschaffen. Diese erweiterte Methodik der Bestimmung mehrerer Kreislaufgrößen im Sauerstoffmangel würde sich dann als Fortschritt im Rahmen der bisherigen Funktionsdiagnostik erweisen. Noch eindrucksvoller werden die Veränderungen und Aussagemöglichkeiten, wenn man neben dem Sauerstoffmangel noch eine Arbeitsbelastung einführen würde. Man wird dabei jedoch nur auf Sauerstoffkonzentrationen von 12% heruntergehen können. In einer eigenen Untersuchungsreihe waren bei einer Wattbelastung von 16% bei 100 Watt nur geringfügige Veränderungen einzelner Kreislaufgrößen beim Gesunden erkennbar, erst bei weiterer Reduzierung fanden sich dann jedoch erhebliche Unterschiede.

Man wird derartige Arbeitsbelastungen beispielsweise bei Sportlern oder

Arbeitern, die in größeren Höhen arbeiten müssen, anwenden, um zu Aussagen über die Belastungsfähigkeit unter veränderten Bedingungen zu gelangen.

Literatur

Kirchhoff, H. W.: Kombinierte Untersuchungen von Kreislauf und Atmung bei unterschiedlichen Sauerstoffkonzentrationen. Wehrmed. Mitt. (1964) Nr. 2, S. 23—26
Völker, R.: Herz- und Gefäßkrankheiten. Neue Wege einer funktionellen Differentialdiagnose. Darmstadt 1957

X. KAPITEL

Schlußbetrachtung

Die besprochenen Funktionsprüfungen könnten zweifellos um weitere Untersuchungsverfahren erweitert werden, es gibt eine derartige Fülle von Prüfverfahren, daß es gar nicht möglich ist, sie alle hier aufzuführen. Das war auch
nicht die Absicht der vorliegenden Sammlung, es sollten vielmehr einige Möglichkeiten der Funktionsanalyse dargelegt werden, mit denen praktisch brauch-
bare Ergebnisse erzielt werden können. Allerdings wird sich deren Auswahl
nach der Größe des Kreislauflabors, den personellen und materiellen Gegebenheiten richten müssen.
Der praktische Arzt oder der Facharzt wird sich mit einem EKG-Test, einer
Kreislaufregulationsprüfung, evtl. einem Steptest begnügen müssen. Ein
mittleres Kreislauflabor wird heute auf ein ergometrisches Untersuchungsverfahren, mit Untersuchung von Pulsfrequenz und Blutdruck, einer Prüf-
möglichkeit zur Untersuchung der orthostatischen Toleranz, auf mehrere
EKG-Belastungsverfahren nicht verzichten können. Die Spiroergometrie, die
Herzvolumenbestimmung und erweiterte Möglichkeiten der Lungenfunktionsdiagnostik gehören heute zur notwendigen Ausrüstung einer jeden größeren Klinik. Auch sollte in jeder größeren Stadt heute ein zentrales Kreislauf-
laboratorium eingerichtet werden, damit die Möglichkeit zur exakten Funktionsanalyse besteht. Der große notwendige apparative Aufwand, die Ausbil-
dung von geeignetem Fachpersonal, die relativ hohen materiellen Kosten
zwingen zur Einrichtung derartiger diagnostischer Institute, wie sie ja auch
tatsächlich schon in einigen Städten eingerichtet wurden. Wünschenswert wäre
dann auch eine Standardisierung der einzelnen Funktionsprüfungen, nicht nur
was ihre technische Durchführung, sondern auch die Auswertung, Beurteilung
usw. betrifft. Dann wäre die Möglichkeit gegeben, daß ein Patient mit gleicher
Methodik in Hamburg wie in München untersucht wird.
Für die Spiroergometrie sind inzwischen derartige Vorschläge unterbreitet, die
allerdings einer breiteren Diskussion bedürfen. Wichtig ist in diesem Zusammenhang die Schaffung von sog. »Normwerten« für die einzelnen Kreislaufgrößen sowohl in Ruhe wie unter unterschiedlichen Belastungsbedingungen,
abhängig von Geschlecht, Lebensalter usw. Bis jetzt ist heute jedes größere
Laboratorium auf die Schaffung eigener Normwerte angewiesen, wobei als
Kollektiv zumeist Studenten, Polizisten, Soldaten usw. untersucht werden.
Diese Kollektive sind vielleicht repräsentativ für bestimmte Bevölkerungs-
gruppen, nicht aber für die Gesamtbevölkerung. So kommt es, daß die errech-

neten Mittelwerte der einzelnen Autoren immer wieder eine breite Streuung aufweisen, zumal ja auch über die anzuwendenden Apparaturen, Ergometer usw. keine Einigkeit besteht. Dringend erforderlich sind auch größere Reihenuntersuchungen an Frauen aller Altersklassen, da bezüglich der Norm hier die größten Abweichungen zu finden sind.

So stellen sich eine Reihe von Problemen, die dringend einer Klärung bedürfen und deren Bearbeitung dazu beitragen kann, die Möglichkeiten der Funktionsdiagnostik zu vertiefen und ihre Aussage zu erweitern.

Sollten die eigenen Ausführungen dazu beigetragen haben, hier einige Anregungen und Hinweise zu geben, so ist die Absicht des vorliegenden Buches erfüllt.

Allgemeine Literatur zum Thema »Funktionsdiagnostik«

Altmann, R.: Möglichkeiten und Grenzen in der Praxis durchführbarer Herzfunktionsprüfungen. Medizinische (1959) Nr. 27/28, S. 1281–1286

Åstrand, P. O.; Rhyming, J.: A nomogram for calculation of aerobic work capacity (physical fitness) from pulse rate during submaximal work. J. appl. Physiol. 7 (1954), S. 218–221

Böhlau, V.: Prüfung der körperlichen Leistungsfähigkeit. Leipzig 1955

Borgard, W.: Beitrag zur Funktionsprüfung von Herz und Kreislauf. Klin. Wschr. 17 (1938), S. 73

Budelmann, G.: In der Praxis mögliche Untersuchungsmethoden des Kreislaufsystems. Med. Klin. 52 (1957) Nr. 17, S. 715–719

Delius, L.: Die Bedeutung der Herz-Kreislauf-Regulation und ihre Störungen. Regensb. Jb. ärztl. Fortbld. 9 (1961) Nr. 1, S. 44–52

Delius, L.: Kardiovaskuläre Regulationsstörungen und kardiale Insuffizienzen. Medizinische (1957) Nr. 45, S. 1642–1647

Delius, L.: Die »nervösen« Herz- und Kreislaufstörungen. Stuttgart 1944

Delius, L.: Untersuchungen und Beurteilung der körperlichen Leistungsfähigkeit von Kreislaufkranken. Med. Sachverst. 54 (1958) Nr. 4–5, S. 73–81

Delius, L.: Die vegetativen Herz- und Kreislaufstörungen. Definition und allgemeine Systematik. Praxis der Herz- und Kreislauferkrankungen. München 1964

Delius, L.: Vegetative Regulationsstörungen des Herzens und des Kreislaufs. Zschr. Kreisl. Forsch. 47 (1958) Nr. 5/6, S. 346–369

Consolazio, C. F.; Johnson, R. E.; Pecora, L. J.: Physiological measurements of metabolic functions in man. New York 1963

Friese, G.: Differentialdiagnose der Herzstromkurve. Berlin 1961

Die Funktionsdiagnostik des Herzens. 5. Freiburger Symposion vom 6.–8. 6. 1957. Schriftleitung: H. Klepzig. Berlin 1958

Heinecker, R.: EKG-Fibel. 5. Aufl. Stuttgart 1962

Hochrein, M.; Schleicher, I.: Leistungssteigerung. Leistung, Übermüdung, Gesunderhaltung. 3. Aufl. Stuttgart 1953

Hollmann, W.: Der Arbeits- und Trainingseinfluß auf Kreislauf und Atmung. Darmstadt 1959

Hollmann, W.: Höchst- und Dauerleistungsfähigkeit des Sportlers. Spiroergometrische Beurteilung und Untersuchungsergebnisse von männlichen und weiblichen Personen des 1. bis 8. Lebensjahrzehnts. München 1963

Kirchhoff, H.-W.: Anwendung moderner Untersuchungsverfahren bei der Abgrenzung unklarer Kreislaufbefunde im Rahmen der Untersuchung auf Wehrfliegerverwendungsfähigkeit. Zbl. Verk. Med., Verk. Psych., Luft- u. Raumf. Med. 9 (1963) Nr. 1, S. 1–10

Knebel, R.: Belastungsproben von Herz und Kreislauf zum Nachweis von Funktionsstörungen. Ärztl. Praxis (1957), S. 1–9

Knipping, H. W.; Bolt, W.; Valentin, H. u. a.: Untersuchung und Beurteilung des Herzkranken. Praktische Routineuntersuchung, präoperative Herzdiagnostik, Funktionsanalyse für die Herzprophylaxe und Sporttherapie, Cor pulmonale. 2. Aufl. Stuttgart 1960

Mellerowicz, H.: Ergometrie. Grundriß der medizinischen Leistungsmessung für die innere Medizin, Arbeit-, Sport-, Versorgungs- und Versicherungsmedizin. München 1962

Neumann, H.; Boeder, K. J.: Funktionsprüfungen in der Herz-Kreislauf-Diagnostik. Berlin 1959

Präventive Cardiologie. Hrsg.: Mellerowicz, H. Berlin 1961

Reindell, H.: Diagnostik der Kreislauffrühschäden. Physiologische Schwankungsbreiten, Regulationsstörungen und beginnende Schäden des Kreislaufes. Stuttgart 1949

Reindell, H.; Klepzig, H.: Die neuzeitlichen Brustwand- und Extremitätenableitungen in der Praxis. 3. Aufl. Stuttgart 1958

Reindell, H.; Schildge, E.; Klepzig, H.; Kirchhoff, H.-W.: Kreislaufregulation. Eine physiologische, pathophysiologische und klinische Studie. Stuttgart 1955

Reindell, H.; Klepzig, H.; Steim, H.; Musshoff, K.; Roskamm, H.; Schildge, E.: Herz-Kreislauf-Krankheiten und Sport. München 1960

Rhyming, J.: A modified Havard step test for the evaluation of physical fitness. Arbeitsphysiol. 15 (1953), S. 235—250

Schellong, F.: Regulationsprüfung des Kreislaufs. Funktionelle Differentialdiagnose von Herz- und Gefäßstörungen. Bearb.: Bernhard Lüderitz. 2. Aufl. Darmstadt 1954

Schmidt-Voigt, J.: Kreislaufstörungen in der ärztlichen Praxis. Symptomatik, Diagnostik, Therapie. Aulendorf 1950

HIRSCH-RUST

Praktische Diagnostik ohne klinische Hilfsmittel

2., erweiterte Auflage 1961. 528 Seiten mit 257 teils farbigen Abbildungen
und 38 Tabellen

W. EICKHOFF

Die Schilddrüse

Morphologie, Funktion und Klinik

1965. Etwa 220 Seiten mit 80 Abbildungen

A. JAKOBOVITS

Endokrinologie des Ovars

Physiologie, Pathologie und Klinik

1965. Etwa 270 Seiten mit 155 Abbildungen

H. JUNGMANN

Das Klima in der Therapie innerer Krankheiten

Untersuchungen im Hochgebirge und an der Nordsee

1962. 132 Seiten mit 29 Abbildungen und 2 Tabellen

GADERMANN-JUNGMANN

Klinische Arterienpulsschreibung

Lehrbuch und Atlas der unblutigen Sphygmographie

1964. 160 Seiten mit 120 Abbildungen

HALHUBER-GÜNTHER

Praktischer EKG-Kurs

Eine kurzgefaßte Einführung in die klinische Elektrokardiographie

3., erweiterte Auflage 1965. Etwa 200 Seiten mit ca. 80 Abbildungen

JOHANN AMBROSIUS BARTH · MÜNCHEN